Hefte zur Unfallheilkunde
Beihefte zur Monatsschrift für Unfallheilkunde
Herausgegeben von
J. Rehn und L. Schweiberer

123

Thomas P. Rüedi

Titan und Stahl in der Knochenchirurgie

Mit 22 Abbildungen

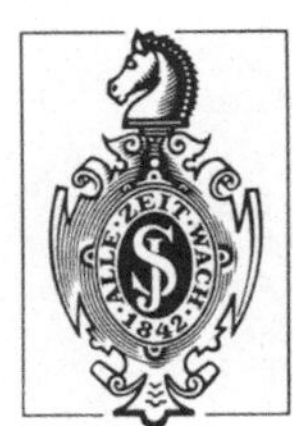

Springer-Verlag
Berlin · Heidelberg · New York 1975

Reihenherausgeber:

Prof. Dr. Jörg Rehn, Chirurgische Klinik und Poliklinik der Berufsgenossenschaftlichen Krankenanstalten „Bergmannsheil", 4630 Bochum, Hunscheidtstraße 1

Prof. Dr. Leonhard Schweiberer, Direktor der Abteilung für Unfallchirurgie der Chirurgischen Universitätsklinik, 665 Homburg

Autor:
Priv.-Doz. Dr. Thomas P. Rüedi, Leitender Arzt am Department für Chirurgie der Universität Basel, Kantonsspital, CH-4004 Basel

ISBN-13: 978-3-540-07469-4 e-ISBN-13: 978-3-642-80979-8
DOI: 10.1007/978-3-642-80979-8

Das Werk ist urheberrechtlich geschützt. Die dadurch begründeten Rechte, insbesondere die der Übersetzung, des Nachdruckes, der Entnahme von Abbildungen, der Funksendung, der Wiedergabe auf photomechanischem oder ähnlichem Wege und der Speicherung in Datenverarbeitungsanlagen bleiben, auch bei nur auszugsweiser Verwertung, vorbehalten.

Bei Vervielfältigungen für gewerbliche Zwecke ist gemäß § 54 UrhG eine Vergütung an den Verlag zu zahlen, deren Höhe mit dem Verlag zu vereinbaren ist.

© by Springer-Verlag Berlin-Heidelberg 1975

Library of Congress Catalog Card Number:
Rüedi, Thomas P. 1935– Titan und Stahl in der Knochenchirurgie. (Heft zur Unfallheilkunde; Heft 123) Bibliography: p. Includes index. 1. Internal fixation in fractures. I. Title. II. Series. [DNLM: 1. Fracture fixation–Internal. 2. Titanium. 3. Alloys. 4. Bone plates. 5. Bone screws. WL HE683 Heft 123/WE180 R918t]
RD103.I5R83 617'.17 75-28128

Die Wiedergabe von Gebrauchsnamen, Handelsnamen, Warenbezeichnungen usw. in diesem Buch berechtigt auch ohne besondere Kennzeichnung nicht zu der Annahme, daß solche Namen im Sinne der Warenzeichen- und Markenschutz-Gesetzgebung als frei zu betrachten wären und daher von jedermann benutzt werden dürften.

Vorwort

Die Erfolge der modernen Osteosynthese sind nicht zuletzt sorgfältiger metallurgischer Auswahl der verwendeten Metalle zuzuschreiben. Je „passiver" sich ein Implantat im Körper verhält, desto eher wird es ohne „physiko-chemische" Entzündung vom Körper akzeptiert. Diese Erkenntnisse haben dazu geführt, grundsätzlich jede Mischung von Metallen zu vermeiden – ja, gar bei Anwendung kombinierter Implantate (Schrauben und Platten) gleiche Provenienz des Ausgangsmaterials zu verlangen.

Empirische Beobachtungen in der Technologie und im Experiment legten die Vermutung nahe, die Kombination von austenitischen Stählen und Titan könnte eine Ausnahme bilden. Die ausgesprochene Passivität des Titans macht seine Anwendung als Implantat wünschenswert. Seine gegenüber austenitischen Stählen etwas geringere Reißfestigkeit legt die Verwendung von Schrauben aus resistenterem Material nahe. Orientierende Tierversuche zeigten eine erstaunlich gute Verträglichkeit der Mischung von rostfreiem Stahl und Titaneum. Das große Verdienst von Herrn Dr. RÜEDI ist es, diese Frage einer gründlichen experimentellen Prüfung unterzogen zu haben. Es bedarf wirklich einer eingehenden experimentellen Dokumentation, um das Dogma des Verbotes von Metallmischungen zu durchbrechen. Es muß aber betont werden, daß durch die schönen Versuche von RÜEDI lediglich Schlüsse auf Mischungen des geprüften austenitischen Stahls mit technisch reinem Titan gezogen werden dürfen. Alle anderen Mischungen verschiedener Implantate sind abzulehnen.

Die nachgewiesene Verträglichkeit der Stahl-Titan-Mischung ließ dann einen ausgedehnten klinischen Versuch zu, der im abschließenden Teil der Monographie wiedergegeben ist und die tierexperimentellen Ergebnisse grundlegend bestätigt. Die vorliegende Schrift wird alle experimentell oder klinisch tätigen Knochenchirurgen lebhaft interessieren.

M. ALLGÖWER

Inhaltsverzeichnis

1. Einleitung

Noch 1936 haben MENEGAUX und ODIETTE aufgrund ihrer großen Studie "L'ostéosynthèse du point de vue biologique" abschließend festgestellt: "sans être taxé d'exagération la consolidation se produit malgré et non à cause de la prothèse utilisée". Das ist eine originelle Teilwahrheit: einerseits stört jeder Fremdkörper die Wundheilung im allgemeinen und sicher auch die Knochenheilung im besonderen. Er tut dieses um so mehr, wenn zur physikalischen Fremdkörperwirkung noch differente chemische und gar elektrochemische Entzündungsreize hinzukommen. Andererseits vermag der Fremdkörper, speziell im Falle der Frakturheilung, die für eine rasche Vaskularisation des Heilgewebes notwendige mechanische Ruhe zu vermitteln. Ob also in der Osteosynthese Schaden oder Nutzen des Fremdkörpers überwiegen, ist eine Bilanzfrage, die der Chirurg beantworten muß. Bei richtiger Indikation, sorgfältiger Operationstechnik sowie funktioneller Nachbehandlung lassen sich heute Behandlungsergebnisse erzielen, die den Ausspruch der französischen Autoren weitgehend widerlegen. Die Verbesserungen der Implantatmaterialien und deren Verarbeitung haben wesentlich zum Erfolg beigetragen, lassen aber in bezug auf mechanische und biologische Eigenschaften noch gewisse Wünsche noch offen: Wir fordern von den Implantaten eine hohe mechanische Festigkeit, um ungewollten Biegemomenten zu widerstehen; gleichzeitig muß die Implantatsteifigkeit niedrig bleiben,um den stabilisierten Knochen die biomechanisch notwendigen Reize nicht zu nehmen (Verminderung der "Streßprotektion"). Der Werkstoff soll weiter eine gute Gewebsverträglichkeit und keine oder nur geringe Korrosionstendenz im menschlichen Körper aufweisen. Bisher sind kein Metall und keine Legierung gefunden worden, die diesen Anforderungen höchster mechanischer Festigkeit und geringer Steifigkeit , in Kombination mit hoher Korrosionsresistenz und guter Gewebsverträglichkeit, gerecht werden. Für die Praxis muß deshalb jener Kompromiß gewählt werden, der die geforderten Eigenschaften möglichst optimal in sich vereinigt.

In der vorliegenden Arbeit wurde nach einem für Osteosynthesezwecke besonders geeigneten Werkstoff weitergesucht. Mit diesem Ziel wurden mehrteilige Implantate aus Titan und rostfreiem Stahl sowie speziell deren Kombinationen, im Tierversuch und an einem klinischen Krankengut angewendet, in bezug auf die Gewebsreaktion der Weichteile und des Knochens untersucht sowie im Hinblick auf die Metallkorrosion geprüft.

1.1. Zur Geschichte der Osteosynthese

Eine große Zahl von Knochenbrüchen kommt bei konservativer Therapie zur Ausheilung. Unbefriedigende Resultate mit Einschränkungen der Gelenksmotilität, Fehlstellungen und Pseudarthrosen haben seit jeher Ärzte und Therapeuten nach anderen Behandlungsarten suchen lassen. Die Verwendung von körperfremden Implantaten zur prothetischen Versorgung oder zur Stabilisierung gebrochener Knochen ist deshalb keineswegs neu. Als einer der ersten hat PETRONIUS 1565 die Verwendung einer Goldplatte bei knöchernem Gaumendefekt beschrieben (zit. nach BRETTLE, 1971). Die ersten Osteosyntheseversuche wurden nach TRÄGER (1968) jedoch erst zwei Jahrhunderte später, 1778 von ICTART in Frankreich vorgenommen. Um 1900 haben namhafte Chirurgen wie LISTER, LANE, die Gebrüder LAMBOTTE und KÖNIG die Notwendigkeit der inneren Schienung gewisser Knochenbruchformen erkannt und gefordert. Allen voran hat der geniale belgische Chirurg und Konstrukteur A.LAMBOTTE zwischen 1902 und 1919 die meisten heute gebräuchlichen Osteosyntheseverfahren mit Metallimplantaten beschrieben (1913, 1971[1]) und erfolgreich angewandt. Diese Pionierosteosynthesen haben sich aber nur in den Händen weniger Operateure bewährt, und Infektionen mit Sepsis oder invalidisierenden Knochenzerstörungen sowie Pseudarthrosen waren allzu häufig die entmutigenden Folgen der operativen Knochenbruchbehandlung.

Die Schuld am Versagen der früheren Osteosynthesen kann rückblickend im wesentlichen drei Faktoren zugeschrieben werden:

1. einer mangelnden Asepsis sowie einer zu traumatisierenden Operationstechnik;
2. einer ungenügenden Kenntnis der biomechanischen Steuerung der intakten Knochenstruktur einerseits, der Frakturheilung andererseits;
3. den unzulänglichen Werkstoffen und Konstruktionen von Implantaten und Instrumenten.

Die für die Knochenoperationen notwendige hohe Asepsis ist heute dank der modernen Desinfektions- und Sterilisationsmöglichkeiten weitgehend gewährleistet. Die bessere Beachtung und Schonung der Weichteile hat speziell in der operativen Frakturbehandlung (MÜLLER *et al.*, 1969; ALLGÖWER, 1971) zu einer wesentlichen Verminderung von Wundheilungsstörungen und Infektionen beigetragen.

Die Osteomyelitis ist aber trotzdem - vor allem bei offenen Brüchen - noch keineswegs verschwunden und stellt ein gewichtiges Argument für eine sehr zurückhaltende Verwendung metallischer Implantate zur Frakturstabilisierung dar. Die Befunde von RITTMANN (1974) an experimentell erzeugten Infekten nach Osteosynthesen haben allerdings die klinische Erfahrung bestätigt, wonach bei erhaltener Stabilität eine infizierte Osteosynthese zu knöch-

---

[1] Festschrift: Société Belge de Chirurgie et Traumatologie 1971.

erner Ausheilung kommt (HIERHOLZER und REHN, 1970; BURRI *et al.*, 1973; RÜEDI, 1972).

Die Kenntnisse der biomechanischen Steuerung haben Ende letzten Jahrhunderts eine wesentliche Bereicherung erfahren. Der Ingenieur CULMANN hat bereits 1866 beim Studium des Trabekelverlaufs im Femurkopf einen Zusammenhang zwischen äußerer Belastung und innerer Struktur des Knochens vermutet. Bekannter ist die Arbeit von WOLFF (1892) über "Das Gesetz der Transformation der Knochen", das besagt, daß, bei gegebener Form eines Knochens, sich dessen Struktur durch An-und Abbau in Richtung der funktionellen Belastung anpaßt. Durch Verändern der Umweltsbedingungen (Zug/Druck/ O_2-Spannung) konnte in der Gewebskultur aus Mesenchym-Zellen Sehengewebe, Knochen, bzw. Knorpel erzeugt werden (BASSETT und HERMANN, 1961; KNÖFLER 1967), während durch den Vorstoß des Menschen in die Schwerelosigkeit des Weltraumes vor allem das Problem des raschen Knochenabbaus bei Fehlen der physiologischen, mechanischen Beanspruchung und der Schwerkraft aktuell geworden ist.

Auf der Suche nach dem Wesen der Steuerung von Knochenan- und -abbau haben FUKADA und YASUDA (1957) sowie BASSETT und BECKER (1962) im Knochen mechanoelektrische Eigenschaften nachgewiesen. Sie konnten zeigen, daß durch Verformung eines Knochens elektrische Potentialdifferenzen in der Größenordnung von 0,5 - 3 mV entstehen. Diese elektrischen Phänomene werden im negativen Rückkopplungskreis des Wolff'schen Gesetzes nach den genannten Autoren sinnvoll als Signalübermittler eingesetzt. Allerdings ist trotz einleuchtender Hypothesen nicht restlos bekannt, wie jeder Zelle ihre genaue Aufgabe zugeteilt wird. Neben biomechanischen, bzw. bioelektrischen Eigenschaften der Knochengrundsubstanz spielen wohl auch biochemische Induktionsvorgänge (URIST *et al.*, 1969) eine Rolle, während eine gute Blutversorgung (RHINELANDER, 1962, 1968 und TRUETA, 1963) die Voraussetzung für jeden Umbauvorgang darstellt.

Zur Biomechanik der Frakturheilung nach Osteosynthese hat LANE bereits 1914 die Beobachtung der callusfreien Vereinigung der frakturierten Corticalis unter stabilen Verhältnissen beigetragen und dazu den Begriff der "primären Frakturheilung" geprägt. Auch KÖNIG (1931) hat wiederholt auf die Wichtigkeit der starren Verankerung der Bruchstücke durch Platten und Schrauben hingewiesen, und DANIS (1947) charakterisierte mit seiner "soudure autogène" eine Bruchheilung, die ebenfalls nur unter stabiler innerer Fixation radiologisch keinen oder nur wenig Callus aufwies.

Aufbauend auf die Arbeiten von KROMPECHER (1934/36) über die angiogene Knochenneubildung zeigten SCHENK und WILLENEGGER (1963/64) am Schaf, daß eine genau adaptierte Osteotomiestelle - rigide Fixation mittels Druckplatte vorausgesetzt - direkt von neugebildeten Osteonen überbrückt wird (Kontaktheilung), während ein kleiner, stabil fixierter Spaltraum vorerst von quer angeordneten Lamellärknochen aufgefüllt und erst dann durch längsgerichtete Osteone verzapft wird (Spaltheilung). Die sogenannte Spaltheilung läßt sich schon in den Arbeiten von BAGBY und JANES (1958) erkennen.

Das Bild der primären Knochenheilung konnte seither an den verschiedensten Tier-Spezies, unter Belastung, mit und ohne Implantat, sowie auch bei Knochentransplantation unter inkompatiblen Bedingungen reproduziert werden (PERREN et al., 1969; RAHN et al., 1970; HUTZSCHENREUTER, 1972).

PERREN et al. (1969) haben schließlich in Langzeitversuchen mit der Druckmeßplatte beweisen können, daß an den Berührungsflächen stabil fixierter und komprimierter Osteotomien keinerlei Drucknekrose auftritt. Damit konnte die bisherige Annahme, daß steter Druck zur Nekrose des Knochens führte (RUSTIZKY, 1874), klar widerlegt werden.

1967 haben MÜLLER sowie SCHENK und WILLENEGGER die beiden Formen der primären Frakturheilung ebenfalls am Menschen histologisch nachweisen können und aus der Klinik liegen zahlreiche Arbeiten über die Primärheilung bei stabiler Osteosynthese vor (WIESER und ALLGÖWER, 1962; SEGMÜLLER, 1966; ALLGÖWER 1967; HICKS, 1971; MÜLLER und PERREN, 1972; RÜEDI und ALLGÖWER, 1974).

Die Unzulänglichkeit der Werkstoffe und Konstruktionen der Implantate hat trotz vereinzelter Behandlungserfolge eine größere Verbreitung der Osteosynthese bis vor wenigen Jahren verhindert. Den Durchbruch zu besseren Implantaten brachten einerseits die Entwicklung neuer Werkstoffe (Tabelle 1), wie rostfreier Stahl (V_2A-Stahl, NICOLE 1947) später V_4A-Stahl, Co-Cr-Mo-Gußlegierungen (VENABLE und STUCK, 1941/1948) und neuerdings Reintitan (BEDER und EADE, 1956; HILLE, 1966; BROWNING, 1969; EHRSAM, 1970; CAMPELL, 1971), obschon die hervorragende Gewebsverträglichkeit dieses

Tabelle 1. Übersicht der 3 gebräuchlichsten Werkstoffe für Osteosyntheseimplantate: rostfreier Stahl, unlegiertes Titan und gegossene Co-Cr-Mo-Legierungen mit ihren Vor-und Nachteilen

	Rostfreier Stahl SNV 129	Unlegiertes Titan SNV 129	Co-Cr-Mo gegossen SNV 129
Korrosion	gut, aber Lochfraß	minimal	minimal
Gewebeverträglichkeit	gut	sehr gut	sehr gut
Toxische Bestandteile	Ni / (Cr)	keine	Co / Ni / (Cr)
Mechanische Festigkeit	sehr gut	gut	gut
Duktilität	gut	gut	gering
Ermüdungsverhalten	gut	gut	mäßig
Elastizität	niedrig	hoch	niedrig
Metallabrieb	mäßig	stark je n. Oberfl.	gering
Fabrikation	einfach	einfach	nur Guß (unpräzis)
Preis	billig	teuer	teuer

Monometalls schon lange bekannt war (BOTHE, 1940; LEVENTHAL, 1951). Andererseits bedurften sowohl die Implantate wie die zur Montage notwendigen Instrumente einer zweckmäßigeren Gestaltung.

Die wohl entscheidensten Beiträge für die moderne Entwicklung der Osteosynthese gehen auf die Pionierleistung der Gebr. LAMBOTTE, LANE, DANIS und KÖNIG sowie auf KÜNTSCHER (1951) zurück, mit der Einführung des Marknagels mit Markraumaufbohrung und auf die Schweizerische Arbeitsgemeinschaft für Osteosynthesefragen (AO), die 1959 von MÜLLER, ALLGÖWER, SCHNEIDER und WILLENEGGER gegründet wurde. Diese Arbeitsgruppe hat unter Mitarbeit von Orthopäden, Chirurgen, Biologen, Ingenieuren und Metallurgen erstens ein komplettes Osteosyntheseinstrumentarium mit neuen Implantaten aus V_4A-Stahl entwickelt, zweitens dem Prinzip der stabilen Osteosynthese durch interfragmentäre Kompression zum Durchbruch verholfen, drittens grundlegende Forschungsbeiträge in der Knochenbruchheilung und Biomechanik geliefert, und viertens eine umfassende klinische Dokumentation aufgebaut.

1.2. Wirkungen der metallischen Implantate auf die Gewebe

1.2.1. Die Korrosion

Alle Metalle, auch die sogenannten korrosionsresistenten Legierungen, sind mehr oder weniger stark der Korrosion unterworfen. Die Korrosionsprodukte können einerseits schädigend auf den Körper wirken, andererseits kann die Korrosion ein metallisches Werkstück schwächen oder sogar zerstören. In elektrolytischer Umgebung (tierischer und menschlicher Körper) ist die Korrosion prinzipiell ein elektrochemischer Prozeß. es bildet sich "ein Korrosionselement", wobei an der Anode Metallionen aus dem Gitterverband in die Elektrolytlösung austreten, während an der Kathode freie Elektronen in Redoxvorgänge verbraucht werden.

Korrosionsschema (vereinfacht):

$$\left.\begin{array}{ll} \text{Anode:} & Me - 2e^- \longrightarrow Me^{++} \\ \text{Kathode:} & H_2O + 1/2\ O_2 + 2e^- \longrightarrow 2\ OH^- \end{array}\right\} Me(OH)_2$$

Die Intensität der Korrosionsvorgänge ist abhängig von der Größe des Stromflußes (↓) zwischen Anode und Kathode, der seinerseits vor allem von der Passivierbarkeit des Metalls abhängt. Träger des passiven Zustandes ist eine äußerst dünne (ca. 30 Atomabstände messende) Deckschicht, welche die Metalloberfläche lückenlos überzieht. Sie zeichnet sich durch eine geringe Ionenleitfähigkeit aus und ist dadurch imstande, die Korrosionsabläufe zu bremsen. Chemisch handelt es sich dabei wahrscheinlich um eine echte Verbindung von Sauerstoff mit dem Metall, weshalb für die Aufrechterhaltung der Passivschicht und somit für das Zustandekommen der Passivität Sauerstoff vorhanden sein muß. Die Größe der notwendigen Stromdichte (Passivstromdichte) ergab für die drei Metalle V_4A-Stahl, Co-Cr-Mo-Legierung und reines Titan ähnliche Werte, in der Größenordnung von 0,1 mA/cm^2, was einer Metallablagerungsgeschwindigkeit von 1,6 µm pro Jahr entspricht (STEINEMANN, 1967).

Korrosion kann nach GUMMICH (1967) unter folgenden Voraussetzungen zustande kommen:

a) durch Verbindung von Metallen mit unterschiedlichen Potentialen (Galvanische Korrosion)
b) durch örtliche Unterschiede in der Konzentration der angreifenden Lösungen, insbesondere des gelösten Sauerstoffs (Lochfraß - Spaltkorrosion)
c) durch mechanische Zerstörung der Passivschicht und Metallabrieb (Reibkorrosion)
d) durch verschiedene Gefügebestandteile einer heterogenen Legierung oder aus Deckschicht und Grundmetall (interkristalline Korrosion = auto- oder endogen bedingte Korrosion)
e) durch unterschiedliche Spannungs- oder Verformungsverhältnisse (Spannungskorrosion)

Die beiden letztgenannten Korrosionsformen (d und e) sind bei den heute gebräuchlichen Werkstoffen nicht mehr aktuell und werden deshalb weiter nicht besprochen.

Werden zwei Metalle kurzgeschlossen und in denselben Elektrolyten getaucht, so unterliegen sie der galvanischen Korrosion. Das edlere Metall wird zur Kathode, das weniger edle hingegen korrodiert als Anode. CLARKE und HICKMANN (1953) haben durch Potentialmessungen im Serum für verschiedene Metalle und Legierungen die sog. "anodic back electromotive force" (ABE) ermittelt und aufgrund der Resultate eine galvanische Reihe aufgestellt. Titan mit +3500 mV führt die Reihe an, rostfreier Stahl steht mit +480 mV in der Mitte und reines Eisen mit -500 mV am Schluß. Werden Implantate unterschiedlicher ABE kombiniert, so kann die Stärke der zu erwartenden Korrosion aufgrund der Potentialdifferenz der betreffenden ABE abgeschätzt werden. Werkstoffe tieferer ABE sind gegenüber höher eingestuften Metallen anodisch, wobei bei einer ABE von über 400 mV eine allgemeine Korrosionsbeständigkeit eintreten soll.

Der Lochfraß ist (wie die Spaltkorrosion) eine exogen bedingte Korrosionsform und an sich typisch für die rostfreien Stähle ohne Molybdänzusatz.

Die Spaltkorrosion entsteht in Spaltbildungen aufgrund unterschiedlicher Sauerstoffkonzentrationen und pH-Schwankungen, wobei um so eher Spaltkorrosion ausgelöst werden kann, je enger die Spalte z.B. zwischen Plattenloch und Schraubenkopf ist, und zwar unabhängig davon, ob die Spalte zwischen Metall/Metall oder Metall/Kunststoff liegt (COHEN, 1972; WILLIAMS, 1973). Vereinzelte Fälle von Spaltkorrosion wurden auch nach Vitallium-Platten und

-schrauben beschrieben (COHEN, 1970/72; ROSE *et al.*, 1972; WEISMANN, 1973), während bei Titan noch nie Fälle von Spaltkorrosion oder Lochfraß beobachtet worden sind.

Reibkorrosion tritt auf, wenn infolge mechanischer Unruhe zwischen zwei sich berührenden Metallteilen, z.B. zwischen Schraubenkopf und Plattenloch, die oberflächliche Passivschicht im Bereiche der Kontaktstelle zerstört wird. Durch die Reibkorrosion wird die Korrosionsgeschwindigkeit um den Faktor 100 beschleunigt (STEINEMANN, persönl.Mitt.), während die Dauer der Korrosion von der Regenerationsfähigkeit der Passivschicht abhängt.

Als Metallabrieb wird eine Form von Substanzverlust bezeichnet, der je nach Art des Metalls ohne eigentliche Korrosion auftritt, wie dies z.B. bei Titan beobachtet wird. Durch die Abgabe von Metallpartikeln an die Umgebung kann es allerdings sekundär zu Korrosionserscheinungen kommen.

1.2.1.1. Messung der Korrosion

Da bei der Korrosion Metall in gelöster und ungelöster Form in die umgebenden Gewebe gelangt, kommt der Messung der Korrosionsvorgänge eine gewisse Bedeutung zu, wobei eine ganze Reihe von Untersuchungsmöglichkeiten zur Verfügung steht.

Gewichtsverlustmessung. Einen Substanzverlust infolge Korrosion beobachten wir an der Anode, wo Metallionen in Lösung gehen. Die quantitative Erfassung der Metallabwanderung durch Wägen der Implantate vor und nach Gebrauch ergäbe deshalb theoretisch die genausten Resultate. FINK und SMAKTO (1948), LEVENTHAL (1951), LAING *et al.* (1958) sowie GUMMICH (1967) haben durch vergleichende Wägungen einen Metallabgang zu messen versucht. Da bei den interessierenden modernen Werkstoffen die effektiven Substanzverluste äußerst gering, die Gewichtsveränderungen, die sich bei der praktischen Durchführung der Versuche einschleichen können, hingegen sehr groß sind, erscheint die effektive Aussagekraft der Methode eher fraglich, vor allem, wenn sie auch auf *in vivo*-Versuche übertragen wird.

Ferroxyltest. EMNEUS (1960), PETERSEN und EMNEUS (1966) und GUMMICH (1967) geben die Untersuchung der Implantate mittels Ferroxyltest an. Das Kalium-Ferricyanid enthaltende Gel hat eine provozierende Wirkung auf das Metall und soll angeblich jedes "Loch" in der Passivschicht durch Farbänderung aufzeigen. Die praktische Aussagekraft dieser rein qualitativen Prüfmethode ist heute zumindest umstritten.

Elektrochemische Messungen. Um den Korrosionsablauf in einem Metallstück quantitativ zu erfassen, müßte der effektive Stromfluß zwischen Kathode und Anode meßbar sein. Dies ist jedoch nicht möglich, da in der Praxis Kathode und Anode nicht voneinander trennbar sind. Wir müssen deshalb zu indirekten Meßmethoden greifen, die brauchbare Anhaltspunkte über die effektiven Korrosionsabläufe ergeben.

An indirekten Methoden stehen im wesentlichen drei Möglichkeiten zur Verfügung: Die Messung des Ruhepotentials, des Durchbruchpotentials und die Messung des Polarisationswiderstandes.

Messung des Ruhepotentials: POURBAIX (1966) hat ähnlich wie CLARKE und HICKMANN (1953) (s.S.6) für die meisten Werkstoffe eine Potential-Reihe aufgestellt und dabei zwischen der thermodynamischen und der praktischen Edelkeit der Materialien unterschieden.

Messung des Durchbruchpotentials: HOAR und MEARS (1966) haben in Kochsalzlösungen mit unterschiedlicher Chlorionenkonzentration diejenigen Potentiale gemessen, die zum Zusammenbruch der Passivität einer zur Anode gemachten Metalloberfläche führten. Je nach Material waren Stromstärken zwischen 10^{-6} bis 10^{-9} A/cm^3 notwendig, wobei Chromstähle sich als weniger resistent als Kobalt-Molybdän-Legierungen erwiesen, die ihrerseits weniger resistent als Titan waren. Titan schien einem Zusammenbruch seiner Passivität beliebig lang widerstehen zu können.

Messung des Polarisationswiderstandes: Bei der Messung des Polarisationswiderstandes wird z.B. jener Strom gemessen, der zugeführt werden muß, um das Ruhepotential um einen bestimmten Betrag zu verschieben.

STERN (1968/67), GREENE (1962/66), GREENE und JONES (1966), REVIE und GREENE (1969) und STEINEMANN und PERREN (1972) haben auf verschiedene Weise Polarisationswiderstandsmessungen durchgeführt, wobei entweder die Spannung oder der zugeführte Strom bei erzwungener Veränderung der anderen Größe gemessen wurde. Die Versuchsanordnung von STERN sowie die von STEINEMANN und PERREN wurde auch für in vivo-Messungen verwendet, wobei die Korrosionsgeschwindigkeit für hochwertigen Chromstahl (20-70 ng/cm^{2}d) und Vitallium (50 ng/cm^{2}d) ungefähr gleich groß war, während Titan (3-40 ng/cm^{2}d) viel schwächer angegriffen wurde.

1.2.2. Die Gewebsreaktionen auf metallische Fremdkörper

Es gibt bis heute kein Metall und keine Legierung, die vom lebenden Gewebe völlig reaktionslos ertragen wird. Die Art der Wirkung hängt vom physikalischen Zustand und der Korrosionsintensität des Implantates ab, von der Toxizität der Korrosionsprodukte sowie von der Dauer der Implantation. Ebenso scheint es von Bedeutung, ob der Fremdkörper gegenüber den Geweben bewegt wird oder nicht (NICOLE, 1947). Eine gewisse Beziehung zwischen Korrosion und Infektabwehr ist wahrscheinlich aber noch ungeklärt (HICKS, 1958; BECHTOL et al.; 1959, WILLIAMS, 1971).

Im deutschen Sprachgebrauch werden die Reaktionen, welche die metallischen Implantate im Körpergewebe auslösen, oft als Metallose bezeichnet. Nach CONTZEN et al. (1967) umfaßt der Sammelbegriff Metallose alle Veränderungen, die von den submikroskopischen Störungen im Zellstoffwechsel über die mikroskopisch sichtbaren

Gewebsreaktionen bis zu den makroskopisch erfaßbaren Gewebsverfärbungen reichen.

Nach von BAYER (1908), EMNEUS und STENRAM (1960), HOMSY (1970) und WILLIAMS (1971) scheint der Organismus jeden Fremdkörper durch eine fibröse Kapsel von den umgebenden Geweben zu isolieren. Die Dicke der Kapsel wird von verschiedenen Autoren (LAING et al., 1958, 1966; WEISMANN, 1968 und HOMSY, 1970) mit dem Grad der Gewebeverträglichkeit des Fremdkörpers in Verbindung gebracht. Eine dünne Membrane soll dabei gute Toleranz bedeuten, während eine dicke Kapsel auf vermehrte Reizung hinweist, die toxischer, elektrischer, aber auch mechanischer Natur sein kann. Metallionen und lösliche Korrosionsprodukte können einerseits offenbar durch Diffusion eliminiert und über den Lymphabfluß wegtransportiert werden (FERGUSON et al., 1960), während die unlöslichen Metallpartikel andererseits in der Umgebung des Implantates interzellulär deponiert oder durch Phagozytose intrazellulär gespeichert werden. Eine Anreicherung von Metallionen in dem die Implantate umgebenden Gewebe wurde bereits 1934 von HENSCHEN und GERLACH beobachtet und später auch von NICOLE (1947) spektralanalytisch nachgewiesen. FERGUSON et al. und LAING et al. (1967) führten Messungen durch und fanden in der Umgebung metallischer Zylinder aus V_4A-Stahl, Vitallium und Titan, die sie in der Kaninchenrückenmuskulatur implantiert hatten, für alle drei Metalle ungefähr dieselben Werte der veraschten Substanz. Bei der Spektralanalyse der inneren Organe dieser Tiere fand sich ein unterschiedlicher Abtransport sowie verschiedene Speicherungsorte der drei Metalle bzw. ihrer Legierungsbestandteile (FERGUSON et al., 1962). Während Titan lokal im Muskel die höchste Ionenkonzentration aufwies, konnte dieses Metall nur bei einem Tier vorübergehend in der Milz gespeichert gefunden werden. Kobalt und Nickel hingegen als wichtigste Bestandteile von Vitallium bzw. Stahl schienen rasch abtransportiert zu werden. Sie erwiesen sich als die aktivsten Ionen mit Prädilektion für die Milz als Speicherorgan, wobei die höchste Konzentration in der ersten Woche nach Implantation erreicht wurde, um im Verlauf von 16 Wochen auf unbedeutende Werte abzusinken.

Wie die einzelnen Metallionen mit dem Zellstoffwechsel interferieren (PORTER, 1970),ist noch wenig erforscht, und auch über eine eventuell allergisierende Wirkung der Metalle ist mit Ausnahme von Nickel, Chrom und Kobalt noch wenig bekannt (POLAK et al., 1973).

Die zellulären Reaktionen in der Umgebung metallischer Implantate können das Bild einer abakteriellen Entzündung aufweisen mit polymorphkernigen Leukozyten, Lymphozyten und Plasmazellen sowie Histiozyten, Makrophagen und mehrkernigen Riesenzellen (WILLIAMS, 1971). Je nach Zytopathogenität der Werkstoffe und ihrer Komponenten bzw. Korrosionsprodukte werden Gewebsnekrosen oder z.B. ein Ausbleiben der Calcifikation (SCALES und ZAREK, 1955) gefunden. Es kann aber auch jegliche Abwehrreaktion fehlen oder eine Kapselbildung angetroffen werden.

Schließlich sollte die Frage einer Krebsauslösung durch implantierte Metalle erwähnt werden (SCHINZ und ÜHLINGER, 1941/42), HEATH et al. (1971) haben von ganz aus Co-Cr-Mo-Legierungen gefertigten Totalprothesen die künstlich erzeugten Abriebprodukte Ratten injiziert und dabei in 24% der Fälle Tumorbildungen auslösen können. Ähnliche Untersuchungen sind auch mit Nickel und Cadmium sowie anderen Metallen durchgeführt worden. Aus der Klinik hingegen liegen trotz mehrerer Millionen Metallimplantationen nur vereinzelte Mitteilungen über Sarkombildungen im Zusammenhang mit langjährigem Implantatverbleib vor (McDOUGALL, 1956, OPPENHEIMER et al., 1956, DUBE und FISCHER, 1972). Es ist dabei in keinem Fall eindeutig erwiesen, ob die Tumorbildung durch den metallischen Charakter oder durch die physikalischen Eigenschaften (Form und Größe) des Implantats, durch mechanische Irritation oder durch die Dauer der Implantation ausgelöst worden ist. Die meisten Berichte betreffen zudem Metallarten, die heute als Implantate keine Verwendung mehr finden.

1.2.2.1. Die Prüfung der Gewebsreaktionen

In vitro: Gewebskultur und Organkultur. Die Literatur über Metalltoxizitätsuntersuchungen in Gewebskulturen ist sehr umfangreich, und die Resultate sind nicht vergleichbar oder widersprüchlich (MENEGAUX und ODIETTE, 1936, NICOLE, 1947, VENABLE und STUCK, 1948).

In einer großen Untersuchungsserie, die viele der heute gebräuchlichen Werkstoffe und ihre Legierungsbestandteile berücksichtigt, konnte HULLIGER et al. (1967) zeigen, daß in höherer Konzentration Kobalt und Nickel sowie ihre Oxyde die größte Toxizität aufweisen, während Eisen, Chrom und Molybdän das Zellwachstum kaum oder gar nicht hemmen. MITAL und COHEN (1968), sowie PAPPAS und COHEN (1968) untersuchten ebenfalls Legierungen und kamen durch eine andere Versuchsanordnung mit quantitativer Auswertung zu ähnlichen Resultaten, wobei sich Chrom-Nickelstähle weniger toxisch als Chrom-Kobalt-Molybdän-Legierungen erwiesen. JOHNSON und HEGYELI (1968) beobachteten das Wachstum von Gewebskulturen auf mit Metall beschichteten Oberflächen, wobei auf Titan- und Silberplatten erstaunlicherweise nur schlechtes oder überhaupt kein Wachstum festgestellt wurde, während Gold und Chromstahl keinen hemmenden Einfluß auf die Zellkulturen zeigten.

Die Resultate eines typischen Organkulturversuches sind in Abb. 1 ersichtlich, wo die Wirkung von verschiedenen Metallchloriden auf das Wachstum von Hühnerfemora im Serum untersucht wurde (PERREN et al., persönl. Mitt.).

Die teils widersprüchlichen Resultate der Gewebskulturen zeigen, daß den in vitro-Untersuchungen wohl nur eine beschränkte Bedeutung zukommen kann, im Sinne einer Voruntersuchung (Screening) für in vivo-Versuche (HOMSY, 1970).

In vivo: Tierexperimentelle Untersuchungen. Bei den meisten Verträglichkeitsversuchen mit Metallen wurden die Fremdkörper in Form von Puder oder Zylindern in die Rücken- oder Bauchmuskulatur der Versuchstiere implantiert (NICOLE, 1947; BEDER und EADE, 1956; SCHAUTZ, 1958; EMNEUS und STENRAM, 1960; FERGUSON et al., 1962/68; COLANGELO et al., 1967, LAING et al., 1967). BOTHE et al., 1940, KEY, 1941; NAKAMATSU, 1955; HAGMANN, 1966 und HAHN und PÄLICH, 1970, haben ihre Implantate direkt mit dem Knochen in Verbindung gebracht, während LEVENTHAL (1951) und vor allem NICOLE (1947)

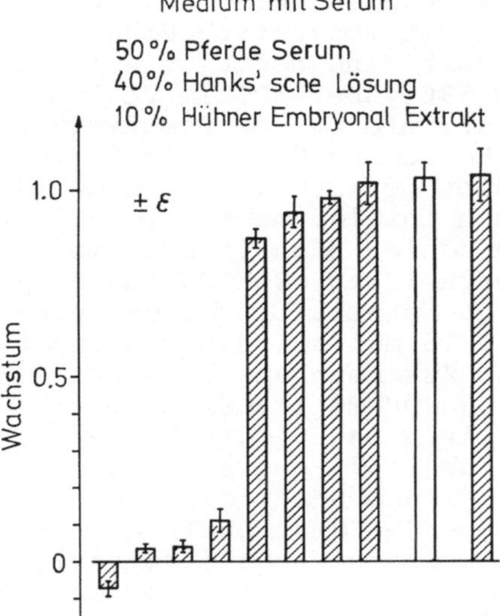

Abb. 1. Das Wachstum von Hühnerfemora in Organkultur unter dem Einfluß von Metallchloriden (1o^{-3} M) (PERREN und Mitarbeiter, persönl. Mitt.)

die Versuche in den Weichteilen, am Knochen und an den Gelenken (NICOLE) durchgeführt haben. NICOLE war dabei der erste, der die Rolle der Bewegung für die Entstehung der Korrosion bzw. Metallose untersucht hat.

Neben der histologischen Beurteilung der Fremdkörperumgebung findet die Spektralanalyse zur qualitativen Erfassung der in die Weichteile abgegebenen Partikel (HENSCHEN und GERLACH, 1934; NICOLE, 1947; FERGUSON et al., 1962; VON LÜDINGSHAUSEN et al.,197O) sowie die Mikrosondenuntersuchung zur quantitativen Bestimmung die größte Verbreitung (EMNEUS et al., 196O; LAING et al., 1959; FABER et al., 1966). VON LÜDINGSHAUSEN et al., 197O) haben von 27 Patienten mit V_4A-Implantaten Gewebe aus den Schraubenkanälen spektralanalytisch untersucht und konnten dabei regelmäßig Chrom und Eisen nachweisen, während Nickel in 4O% der Fälle gefunden wurde.

FERGUSON et al. (1962) haben bei ihren Untersuchungen nicht nur die unmittelbare Fremdkörperumgebung, sondern auch die inneren Organe (Milz, Leber und Nieren) der Versuchstiere auf ihren Metallgehalt hin analysiert (s.S. 9).

Klinische Untersuchungen. Trotz zahlreicher in vitro- und in vivo-Untersuchungsmöglichkeiten können die effektiven mechanischen und geweblichen Verhältnisse, wie sie beim Menschen nach Osteosynthese einer Fraktur auftreten, nicht nachgeahmt werden. Die klinische Erprobung von Implantaten und Werkstoffen scheint deshalb nach Ausschluß tierexperimentell erfaßbarer Schädlichkeiten notwendig und gestattet.

Die klinischen Studien über die Wechselwirkungen zwischen Implantat und Gewebe betreffen meist Patienten mit Implantatbrüchen oder Unverträglichkeiten. Sie stellen somit eine negative Auswahl von Fällen dar. So berichtet COHEN 1966 über 300 im Verlauf von 10 Jahren entfernte Implantate, meist infolge von Beschwerden oder wegen Materialversagens. Eine Korrosion der implantierten Metallteile (vorwiegend Spaltkorrosion bei Stahl) wurde dabei häufiger beobachtet als ein Materialbruch infolge mechanischer Überlastung. Die Dauer der Implantation schien sich im allgemeinen ungünstig auf die Gewebsreaktion auszuwirken. CAHOON und PAXTON (1968, 1970) fanden an 17 meist wegen Materialbruchs entfernten Platten und Schrauben aus Chromstahl 16 mal Zeichen von Spaltkorrosion und sahen dabei einen direkten Zusammenhang zwischen Korrosion und Plattenversagen. GREENE und JOHNES (1966) untersuchten 46 Chromstahlimplantate und stellten in 56% der Fälle Korrosion fest. SCALES (1971) berichtet über 671 entfernte und untersuchte Osteosyntheseimplantate, wobei die Stahlteile in über 60% der Fälle Korrosionsstellen aufwiesen. Bei den Kobalt-Chrom-Molybdän- und Titanimplantaten war zwar keine sichtbare Korrosion vorhanden, jedoch in je 22% der Fälle Zeichen von Metallabrieb (Fretting) festzustellen. Die Kontaktstellen zwischen Schraubenkopf und Plattenloch erwiesen sich dabei als Prädilektionsstellen für einen Angriff durch Spalt- bzw. Reibkorrosion. VENABLE und STUCK (1941) referieren über eine Serie von 1227 Fällen mit Vitallium- Implantaten mit nur 2,3% Materialversagern und in keinem Fall von sichtbarer Korrosion. Aus der Zusammenstellung geht allerdings nicht hervor, ob alle Implantate entfernt und auch untersucht worden sind. Ebenso summarisch sind die Angaben von CAMPELL (1971), der bei 700 Titanplatten weder Korrosion noch irgendwelche ungünstige Gewebsreaktionen beobachtet haben will. EMNEUS und STENRAM (1965) hingegen berichten über zwei Vergleichsgruppen, wo sowohl klinische Daten, Gewebsbiopsien und metallurgische Untersuchungen berücksichtigt wurden. Aufgrund von 113 Fällen (48 Vitallium- und 65 Stahlimplantate) der Jahre 1956/62 gegelangen die Autoren zu folgenden Schlüssen:

a) Sowohl in der Umgebung von Vitallium als auch von Chromstahl fand sich Turnball-blau-positives Pigment.
b) Klinische Symptome zeigten dabei nur Patienten mit reichlich nicht phagozytiertem Pigment.
c) Vermehrte Pigmentablagerungen in den Weichteilen wurden vor allem bei mechanischen Reizzuständen und Fehlheilungen beobachtet.
d) Zusammengesetzte Implantate, z.B. Platten und Schrauben, hinterließen mehr Pigment als Schrauben allein.

BERG und EMNEUS (1967) fanden in einer weiteren Studie bei je 35 Schenkelhals-"Nagelplatten" aus Chromstahl bzw. aus Reintitan mehr Plattenbrüche bei der Verwendung von Titan (6:4), während zwischen je 55 Moore-Prothesen aus Vitallium bzw. Titan kein Unterschied festgestellt wurde. Titan hinterließ hingegen öfter als Vitallium eine Schwarzverfärbung der Gewebe, die jedoch regelmäßig ohne entzündliche Reaktionen verlief. BRUSSATIS und NONHOFF (1966) fanden an 15 explantierten AO-Winkelplatten aus hochwertigem Chromstahl in allen Fällen Zeichen von mehr oder weniger stark ausgeprägter Korrosion (speziell Lochfraß) in den Versenklöchern der Platte und an den Schrauben. VON LÜDINGSHAUSEN et al. (1970) haben anläßlich der Metallentfernung den Plattenmantel, das Plattenbett und die Gewindegänge von 42 Patienten mit AO-Stahlimplantaten untersucht. In 41 Fällen soll dabei eine sichtbare Metallablagerung gefunden worden sein mit Gewebsimprägnationen vorwiegend in der Umgebung der Schrauben-Plattenkontaktstellen. Außerhalb der ca. 1 mm dicken faserreichen Bindegewebskapsel des Plattenmantels fand sich ein Granulationsgewebe mit intra- und extrazellulären Metallpartikeln, Entzündungszellen und Riesenzellen.

Am internationalen Symposium on Biomaterials vom April 1972 in Clemson (USA) berichtete WILLIAMS über metallurgische und histologische Untersuchungen an 190 Implantaten und deren benachbarten Geweben. Die größtenteils wegen Beschwerden entfernten Chromstahlimplantate zeigten in der Hälfte der Fälle Korrosionsstellen, die entweder auf einen zu niedrigen Molybdän- bzw. Nickelgehalt oder aber auf intergranuläre Karbidausscheidungen zurückgeführt werden konnten. Histologisch wurden Metallpartikel sowohl intra- wie extrazellulär angetroffen mit und ohne entzündlichen Reaktionen. Demgegenüber wiesen Titaniumimplantate in keinem Fall Zeichen von Korrosion auf, hinterließen hingegen oft eine durch Metalldepots verursachte grau-schwarze Gewebsverfärbung, die histologisch außer den phagozytierten Pigmenten keine reaktiven Veränderungen auslöste.

1.3. Die mechanischen Wechselwirkungen zwischen Implantat und Knochen

Die physikalischen Eigenschaften eines Werkstoffes sind im wesentlichen charakterisiert durch die Zugfestigkeit, die Bruchdehnung, den Elastizitätsmodul sowie die Ermüdungsfestigkeit, wie sie in Tabellen 1 und 2 für die gebräuchlichen Materialien angegeben sind.

Während der Elastizitätsmodul eine konstante Eigenschaft des Metalls oder der Legierung ist, können die Zugfestigkeit und die Bruchdehnung durch die Verarbeitungsart innerhalb gewisser Grenzen verändert werden. Dabei führt eine Erhöhung der Zugfestigkeit z.B. von rostfreiem Stahl durch Kaltverformung zu einer Erniedrigung der Duktilität oder Bruchdehnung des Metalls.

Die statischen und die dynamischen Beanspruchungen eines Implantates im Körper sind sehr unterschiedlich. Je nach Frakturform und Implantatlage am Knochen treten Zug-, Druck-, Biege- und Scherkräfte auf, wobei die genauen Wirkungsgrößen der Muskelkräfte noch unbekannt sind. Einer Beanspruchung auf Zug wird jedes Implantat am längsten standhalten, während wiederholter Biegelastwechsel leicht zum Ermüdungsbruch führt. Je nach Verwendungszweck eines Implantates ändern sich deshalb die Anforderungen an

Tabelle 2. Chemische Zusammensetzung und mechanische Eigenschaften entsprechend den Schweizer Normen (SNV 129) für die 3 Werkstoffe: rostfreier Stahl, unlegiertes Titan und gegossene Co-Cr-Mo Legierung

Werkstoffe für chirurgische Implantate			
	Rostfreier Stahl SNV 129	Unlegiertes Titan SNV 129	Co-Cr-Mo gegoss. SNV 129
Zusammensetzung (Gewichtsprozent)	Cr 17,00-20 max. Ni 12,00-16 " Mo 2,50- 4 " Fe Rest. C 0,03 max. Mg 2,00 " Si 0,75 " S 0,03 " P 0,03 " Cu 0,10 "	Ti 99,400 min. O 0,450 max. Fe 0,350 " C 0,100 " H 0,015 " N 0,030 "	Cr 27,0-30,00 max. Co Rest Mo 5,0- 7,00 max. C 0,2- 0,35 Mn 1,0 max. Si 1,0 " Ni 2,5 " Fe 1,0 "
Zugfestigkeit (N/mm^2)	850-1100	700 min	700 min
Bruchdehnung (%)	12 min	18 min	8 min
Biegewinkel (Grad)		60 min	20 min
Elastizitätsmodul (N/mm^2)	20 x10^4	11x10^4	20x10^4

den Werkstoff. Eine Prothese, die als Gelenkersatz zum dauernden Verbleib im Körper bestimmt ist, muß im höchstmöglichen Masse korrosionsresistent sein und darf keine toxischen oder allergisierenden Bestandteile oder Abbauprodukte aufweisen. Zudem sollte die Prothesenoberfläche, die ständiger Bewegung ausgesetzt ist, eine minimale Abriebtendenz haben. Bei Platten, Schrauben und Marknägeln hingegen, die im allgemeinen nur vorübergehend zur Stabilisierung von Frakturen implantiert werden, stehen neben guter Gewebskompatibilität die mechanischen Festigkeitseigenschaften im Vordergrund. Eine gute Duktilität (Anpassungsmöglichkeit der Platte an den Knochen) sowie eine hohe Ermüdungsfestigkeit auf Lastwechsel (DÜRR et al., 1965) sind in der Frakturheilung von großer Wichtigkeit; wobei NICOLE bereits 1947 feststellte, daß der biomechanisch korrekten Anwendung der Implantate wahrscheinlich in jeder Beziehung die größte Bedeutung zukommt.

Diese mannigfachen mechanischen Festigkeitsanforderungen setzen der Dimensionierung der Implantate eine untere Limite. Die obere Grenze wird demgegenüber durch die Steifigkeit der Implantate bestimmt, da diese mit der Knochenphysiologie interferiert.

Gemäß Wolff'schem Gesetz sind die kontinuierlich auf den Körper einwirkenden mechanischen und funktionellen Reize verantwortlich für die Gestaltung und Aufrechterhaltung der Knochenstruktur. Völlige Ruhigstellung einer Extremität bewirkt Knochenabbau, auf vermehrte Belastung erfolgt hingegen zweckgerichteter Knochenaufbau. Jeder am Knochen angebrachte Kraftträger übernimmt einen Teil des Kraftflusses, wodurch die vom Implantat überbrückten Knochenanteile entlastet werden. Diese sog. Streßprotektion ist abhängig vom Material und der Konstruktion der Implantate.

BRENNWALD und PERREN (1972) haben an frischen menschlichen Tibiae _in vitro_ gezeigt, daß die Restbelastung des Knochens unter einer Platte aus Titan 37%, unter einer entsprechend starken Platte aus Stahl jedoch nur 28% des Kontrollwertes beträgt. Im Vergleich zu Stahl erlaubt Titan demnach bei gleicher Implantatfestigkeit eine - wenn auch nicht ausgeprägt - größere Restbelastung des Knochens nach Osteosynthese.

Eine allzu rigide Stabilisierung infolge falscher Implantatauswahl (z.B. breite statt schmale Platte an der Tibia) oder falscher Implantatanwendung (Doppelplatte im Schaftbereich) kann zu einer schweren Osteoporose der Corticalis führen, da offensichtlich die notwendigen Belastungsreize weitgehend vom Implantat übernommen werden. Demgegenüber wird eine allzu deformierbare Platte den Knochen zwar weniger entlasten, sie birgt aber infolge Instabilität die Gefahr der Sekundärheilung in sich, wie dies HUTZSCHENREUTER _et al_. (1969) experimentell zeigen konnten.

Jede Werkstoffauswahl und Implantatdimensionierung stellt deshalb einen Kompromiß zwischen Frakturstabilisierung und Streßprotektion des Knochens dar.

1.4. Schlußfolgerung und Fragestellung

Um in der klinischen Anwendung, speziell in der operativen Knochenbruchbehandlung, zu genügen, müssen demnach von einem Werkstoff für Osteosyntheseimplantate folgende Eigenschaften gefordert werden:

1. Korrosionsresistenz
2. Gewebsverträglichkeit
3. Zug- und Ermüdungsfestigkeit
4. Duktilität
5. niedriger Elastizitätsmodul
6. geringer Abrieb
7. einfache Bearbeitung und annehmbarer Preis.

Zur Verfügung stehen im wesentlichen drei Materialien: rostfreier Chrom-Nickelstahl, Kobalt-Chrom-Molybdän-legierungen und das Monometall Titan (vergl. Tabelle 1 und 2).

Die Korrosionsresistenz ist bei allen drei Werkstoffen gut, bei Titan und den Co-Cr-Mo-Legierungen jedoch am besten, während die Chromstähle immer noch eine Tendenz zu Spaltkorrosion zeigen.

Auch die Gewebsverträglichkeit ist bei den drei Metallen im allgemeinen gut. Reintitan überragt jedoch die zwei Legierungen bei weitem, da beide mehr oder weniger gewebstoxische Bestandteile (Kobalt bzw. Nickel) enthalten. Die Zugs- und Ermüdungsfestigkeit ist beim Chromstahl am höchsten, während im Hinblick auf die Duktilität Titan am besten und die gegossenen Co-Cr-Mo-Legierungen am schlechtesten abschneiden. Auch in Bezug auf die Elastizität ist Titan den beiden anderen Werkstoffen vorzuziehen. Co-Cr-Mo-Legierungen und Stahl haben dagegen im Vergleich zu Titan eine wesentlich geringere Abriebtendenz. Chromstahl- und Titanimplantate können mechanisch bearbeitet werden, während es bei Co-Cr-Mo-Werkstoffen sowohl Guß- wie Schmiedelegierungen gibt. Preislich ist wiederum Stahl am günstigsten.

Jeder der drei hochwertigen Werkstoffe hat demnach Vor- und Nachteile, wobei für Osteosynthesezwecke vor allem rostfreier Chromstahl und Titan, für Prothesen hingegen eher Co-Cr-Mo-Legierungen geeignet erscheinen.

Mit der Einführung der neuen dynamischen Kompressionsplatte DCP im Jahre 1966 (s.S. 18) wurde versuchsweise von Chromstahl auf Reintitan gewechselt.

Um den Titanimplantaten dieselbe statische Festigkeit wie die der Stahlplatten und -schrauben geben zu können, war eine etwas größere Querschnittdimensionierung notwendig (DCP-Titan 12 x 4,2 mm, Rundloch-Stahl 11 x 3,8 mm). Dies konnte jedoch aus vorwiegend praktischen Gründen nur bei den Platten, nicht aber bei den Schrauben durchgeführt werden (s.S. 38). Wir haben deshalb versuchsweise einige DCP-Platten aus Titan mit Schrauben aus Stahl kombiniert, wobei klinisch keine nachteiligen Folgen dieser Materialmischung beobachtet werden konnten. Im Gegenteil, durch die kombinierte Anwendung von Titan-DCP-Platten mit Schrauben aus Stahl konnten scheinbar verschiedene Nachteile, die den reinen Stahlimplantaten einerseits, den reinen Titanosteosynthesen andererseits anhaften, teilweise behoben werden.

Es erschien deshalb von Interesse, das Verhalten der Weichgewebe in der Umgebung verschiedener Metalle und Metallkombinationen am Tier und am Menschen zu untersuchen und die Veränderungen an den Implantaten selbst zu analysieren.

Aufgrund dieser Fragestellung wurden folgende Untersuchungen durchgeführt:

1. Tierexperimente am Schaf mit Titan/Stahl, Titan/Titan und Stahl/Stahl-Implantaten.
2. Die Untersuchung des Weichteilmantels vom Menschen nach histologischen und morphometrischen Gesichtspunkten sowie durch Atomabsorptionsmessungen.

2. Experimenteller Teil

Zur Untersuchung der Gewebeverträglichkeit und zum Studium der biomechanischen Auswirkungen der erwähnten Metallkombinationen auf den Knochen sind am Schaf intakte Tibiae verplattet worden.

2.1. Material

2.1.1. Tiere

Es fanden 20 ein- bis zweijährige Luzeiner (Schweizer) Bergschafe beiderlei Geschlechts Verwendung. Die Böcke waren kastriert und die weiblichen Tiere nicht trächtig.

2.1.2. Werkstoffe

Die Stahlimplantate entsprachen in der Legierungszusammensetzung den SNV[2] 129, die aus Tabelle 1 hervorgeht. Die Oberflächenbehandlung der Stahlteile bestand einheitlich in mechanischem Schleifen und Elektropolitur.

Die Titanplatten und -schrauben entsprachen in ihrer Zusammensetzung und mechanischen Eigenschaften ebenfalls den SNV 129, (Tabelle 1) ihre Oberflächenbehandlung variierte hingegen (Tabelle 5). Mit T_o bezeichnet wurden lediglich gebeizte und von Hand polierte Titan-Implantate. Gebeizte und anschließend anodisch oxydierte Titanplatten und -schrauben wurden je nach Dicke der Titanoxyd- oder Rutilschicht als T_1 (Schichtdicke 1000 Å, gelbgoldig) resp. als T_2 (Schichtdicke 2000 Å, grau) charakterisiert.

---

[2] SNV = Schweizerische Normenvereinigung.

2.1.3. Implantate

Als Schrauben wurden einheitlich 4,5mm Corticalisschrauben vom Typ 214 verwendet, und als Platten dienten die 6-Loch-DCP Typ 224,06 (Abb. 2). An der selbstspannenden dynamischen Kompressionsplatte (DCP[3]) sind im wesentlichen die Schraubenlöcher neu (Abb. 3). Ihre Form erlaubt eine Spann- und eine Gleitbewegung.

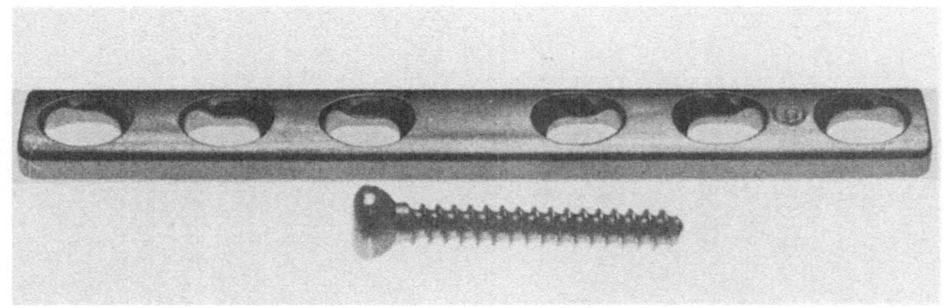

Abb. 2. Die Dynamische Kompressionsplatte (DCP[4]) mit den Spannlöchern (vgl. Abb. 3) und den dazu gehörigen Schrauben

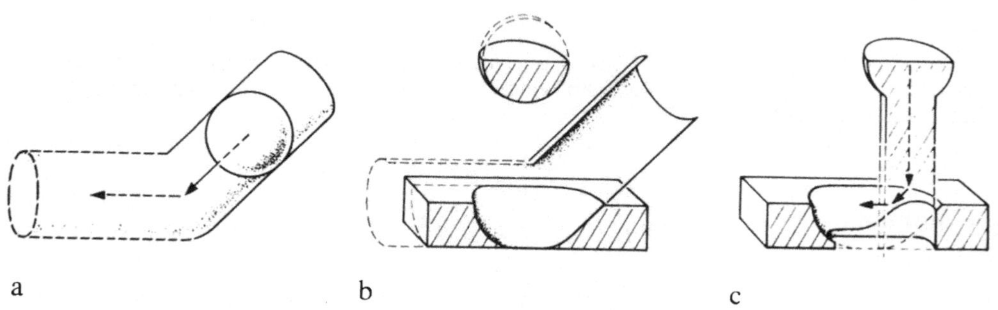

Abb. 3a–c. Wirkungsweise des ovalen Spannlochs der Dynamischen Kompressionsplatte (DCP). Die Schraubenlochgeometrie der Dynamischen Kompressionsplatte bewirkt, daß beim Eindrehen des sphärischen Schraubenkopfes entlang der Spannbahn eine axiale Vorspannung im Knochen erzeugt wird. a) Kugelgleitprinzip: eine Kugel durchläuft die Bahn eines schräggestellten (Spannbahn) und eines horizontalen (Gleitbahn) Zylinders; b) Die Schraube ist kugelförmig angesenkt. Das Schraubenloch setzt sich aus Segmenten der zwei Zylinder zusammen; c) Beziehung zwischen Schraube und Spanngleitloch im Längsschnitt. (aus PERREN et al. 1969)

[3,4] DCP = Dynamische Kompressionsplatte der Arbeitsgemeinschaft für Osteosynthesefragen (AO).

Diese Gestaltung der Schraubenlöcher vermeidet unkontrollierbare Druckänderungen - vor allem einen Druckabfall - wie er mit den herkömmlichen Rundlochplatten kaum vermeidbar eintreten kann (GALEAZZI, 1972). Das neue Schraubenloch ist auf dem sphärischen Gleitprinzip aufgebaut und stellt eine weitere Entwicklung des ovalen Loches der AO-Halbrohrplatte dar. Die Geometrie des neuen DCP-Loches basiert auf zwei Zylindern, einem schräg und einem horizontal liegenden, die sich in einem stumpfen Winkel treffen. Beim Plazieren der Schraube in Spannstellung gelangt der kugelförmige Schraubenkopf zunächst auf den schrägen Halbzylinder des Plattenloches. Bei weiterem Eindrehen resultiert durch ein Heruntergleiten des Kopfes eine Verschiebung der Platte gegenüber dem Knochen. Für ergänzende Einzelheiten siehe ALLGÖWER *et al.* (1969/71 und 1973); PERREN *et al.*, (1969/73).

2.1.4. Instrumente

Als Instrumente verwendeten wir durchwegs die handelsüblichen AO-Fabrikate.

2.2. Methode

2.2.1. Operation

Zur Operationsvorbereitung erhielten die Schafe während zweier Tage lediglich Flüssigkeit. Die Operation erfolgte in Intubationsnarkose und Seitenlage des Tieres, wobei akustische Monitoren halfen, den Herzrhythmus und die Respiration zu überwachen. Das Operationsfeld wurde rasiert, desinfiziert und mit einer selbsthaftenden Folie steril abgedeckt. Eine Längsincision erfolgte mediodorsal am Unterschenkel und erlaubte die Darstellung der medialen Tibiafläche unter Schonung des Periostes. Eine 6-Loch-DCP-Platte wurde dem intakten Knochen durch leichtes Anbiegen angepaßt, wobei das distale Plattenende drei Querfinger oberhalb der medialen Knöchelspitze zu liegen kam. Die eigentliche Montage der Platte erfolgte genau nach dem Schema der Abb. 4, wobei lediglich die zweite Schraube - distal der Plattenmitte - mit der 1,0 mm exzentrischen Spannbohrbüchse plaziert wurde. Alle weiteren Schrauben wurden in Neutralstellung eingebracht. Redonsaugdrainage und Hautverschluß mit intracutaner Rückstichnaht. Nach Umlagern des Tieres wurde derselbe Eingriff an der zweiten Tibia wiederholt, unter Verwendung einer anderen Metallkombination (Tabelle 3). Alle Schafe wurden an beiden Tibiae operiert wobei 14 Tiere rechts und links verschiedene Implantatkombinationen erhielten. Bei sechs zu einem späteren Zeitpunkt operierten Tieren der Gruppe T_o/T_o und T_2/T_2 wurden hingegen beidseitig dieselben Materialien verwendet.

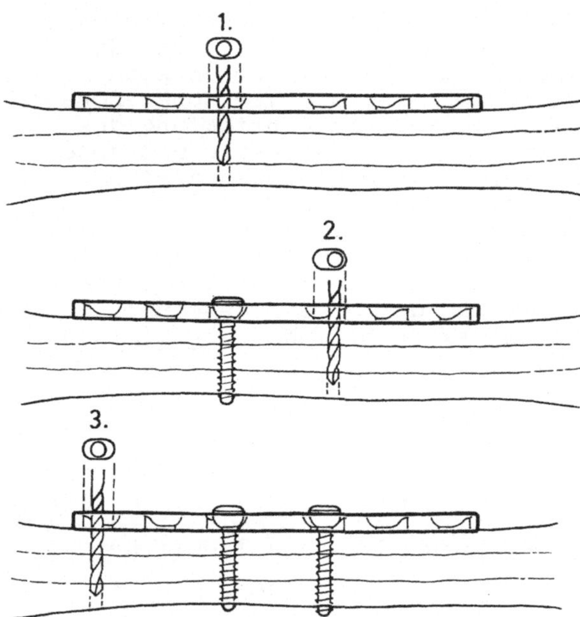

Abb. 4. Anbringen der 6-Loch-DCP auf den Knochen, Schraubenreihenfolge. 1. die erste Schraube wurde in Neutralstellung proximal der Plattenmitte eingebracht. 2. für die zweite Schraube, distal der Plattenmitte, benutzten wir die Spannbohrbüchse (1,0 mm exzentrisch). 3. die restlichen 4 Schrauben wurden in Neutralstellung eingebracht

Tabelle 3. Metallkombinationen im Tierexperiment. Die Titanimplantate wiesen dabei unterschiedliche Oberflächenbehandlungen auf (T_O, T_1, T_2)

Implantat-Kombinationen (DCP-6-Loch)			
	Platte	Schrauben	Anzahl Fälle
Titan/Titan	T_O	T_O	5
	T_1	T_1	7
	T_2	T_2	8
Stahl/Stahl	S	S	8
Titan/Stahl	T_1	S	9
	T_2	S	3
Total			40

Oberflächenbehandlung:

T_O = Titan gebeizt
T_1 = Titan anodisch oxydiert, Rutilschicht 1000 Å
T_2 = Titan anodisch oxydiert, Rutilschicht 2000 Å
S = rostfreier Stahl, elektropoliert

2.2.2. Nachbehandlung

Die meisten Tiere wurden in Einzelboxen gehalten und täglich kurzfristig frei laufen gelassen. Die Ernährung erfolgte mit Heu und Wasser ad libitum. Neben den periodischen klinischen Kontrollen der Schafe wurde alle drei Wochen ein Fluorochromfarbstoff zur Markierung der Knochenneubildung intravenös verabreicht. Die Farbstoffe wurden in der Reihenfolge Calceinblau, Xylenolorange, Calcein, Terravenös und Alizarinkomplexon injiziert, die Dosierung entsprach den Angaben von RAHN und PERREN (1971 und 1972).

2.2.3. Abschluß des Experiments

16 Wochen postoperativ wurden die Tiere durch intravenöse Injektion von 5-10 ml Vetanarkol getötet und die enthäuteten Unterschenkel durch Exartikulation im Knie- und oberen Sprunggelenk entnommen. Unter sorgfältiger Schonung der Weichteilkapsel über der Platte erfolgte das Abpräparieren der Muskulatur von der Tibia. Das plattentragende Knochensegment lagerten wir tiefgekühlt.

2.2.4. Verarbeitung der Knochenpräparate

Um die unmittelbaren Kontaktflächen zwischen den Implantaten und den umgebenden Weichteilen bzw. Knochen möglichst vollständig zu erhalten, erfolgte die weitere Verarbeitung en bloc, d.h. unter Belassung der Platte und der sie deckenden Gewebe (Abb. 5). Als erstes wurde das Segment Nr. 7 aus der Mitte der Platte unter Dauerkühlung mit flüssigem Stickstoff von Hand ausgesägt. Die zwei resultierenden Blöcke 1-3 und 4-6 sowie das herausgetrennte Segment 7 wurden danach mitsamt der Platten und Schrauben und der sie deckenden Weichteile in aufsteigender Alkoholreihe fixiert und anschließend einzeln und unentkalkt in Methylmethacrylat eingebettet (SCHENK, 1965).

Auf einer gekühlten Kreissäge mit hydraulischem Vorschub und Spezial-Hartmetallblatt (HSS Ø 200 x 1,20 x 32 mm, Z 160 20°HV) der Firma Straumann in Waldenburg wurden die erhärteten Methylmethacrylatblöcke 1-3 und 4-6 entsprechend dem Schema Abb. 5 zerteilt.

Von den Querschnitten der Segmente 3, 4 und 7 wurden auf der Knochensäge mit Diamantblatt (400 µm) unter Wasserkühlung 100-150 µm dicke Scheiben abgetrennt, die nach Entfernung der Implantatanteile zwischen aufgerauhten Glasplatten zu Knochenschliffen von ca. 70 µm heruntergeschliffen wurden.

Von den Schnittflächen der in Längsrichtung halbierten Blöcke 1-2 und 5-6 wurden ebenfalls auf der Knochensäge mit Diamantblatt 0,5 bis 3mm dicke Scheiben ausgeschnitten, die anschließend zur histologischen Weiterverarbeitung gelangten.

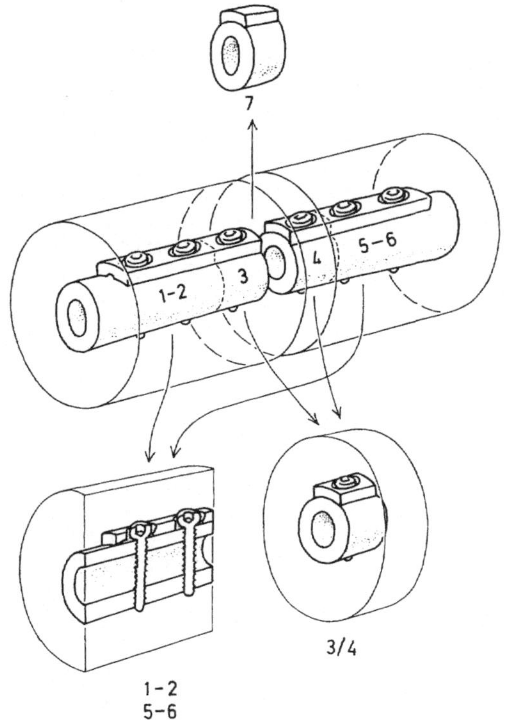

Abb. 5. Verarbeitung der Knochen, mitsamt Implantaten und deckenden Weichteilen. Dies diente der Darstellung der unmittelbaren Kontaktstellen. Nur Segment 7, aus der Plattenmitte, wurde am frischen Präparat ausgesägt. Die Segmente 3 und 4, sowie die Aufteilung der Blöcke 1-2 und 5-6 in Längsrichtung, erfolgte am Methylmethacrylat-fixierten Präparat. Von den Querschnitten 3,4 und 7, sowie von den Längsschnitten 1-2 und 5-6 wurden die weiteren Präparate auf der Knochensäge mit Diamantblatt vorbereitet (vgl. Abb. 7)

Von fünf Schafen der Gruppe T_o/T_o und T_2/T_2, die erst später operiert worden waren (s.S.19), erfolgte die Verarbeitung der explantierten Knochen abgekürzt: Die Schrauben und Platten wurden bereits am Frischpräparat nach Abheben des Plattenmantels und unter sorgfältiger Schonung des Gewebekragens im Plattenloch entfernt (Abb. 6). Die weitere Aufarbeitung dieser Präparate geschah wie in den übrigen Fällen.

2.2.5. Histologische Aufarbeitung der Längsschnitte

Die 2-3 mm dicken Scheiben der Längsschnitte 1-2 und 5-6 wurden nach sorgfältiger Metallentfernung (Abb. 7) erneut in Methylmethacrylat eingebettet und unentkalkt auf dem Carl-Zeiss-Hartschnittmikrotom (BURKHARDT, 1970) zu 6 µm Schnitten weiterverarbeitet. An den histologischen Schnitten wurden folgende Untersuchungen vorgenommen:

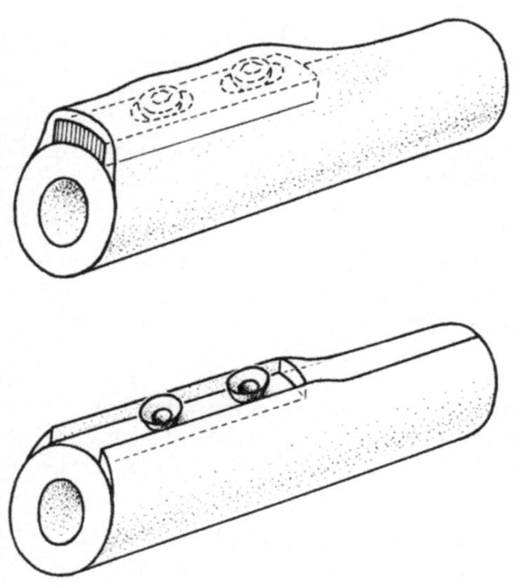

Abb. 6. Frischpräparate (1-2 und 5-6) von den 5 später operierten Schafen. Oben: das Implantat ist vollständig vom bindegewebigen Weichteil, bzw. Plattenmantel eingescheidet. Unten: nach Abheben des Plattenmantels und nach Entfernung der Platte ragen vom Plattenbett her die Gewebskragen hervor, die sich regelmäßig in den Hohlräumen zwischen Plattenbohrung und Schraubenkopf ausgebildet haben. Beim Menschen wurden im Prinzip die gleichen Verhältnisse angetroffen (vgl. klinisches Kapitel)

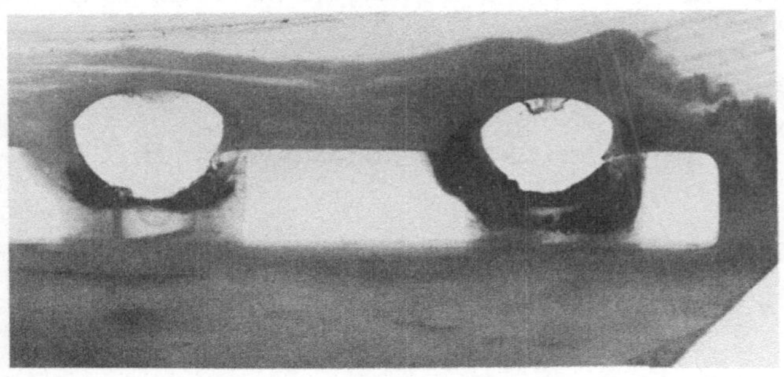

Abb. 7. Methylmethacrylatscheibe eines Längsschnittes 1-2, resp. 5-6 nach der Metallentfernung und vor der Neueinbettung für die Bearbeitung auf dem Mikrotom. Die Schwarzfärbung im Bereiche der Schraubenköpfe entspricht Korrosionsprodukten

2.2.5.1. Die mikroskopische Betrachtung im Hellfeld an Hämatoxilin- Eosin- und Goldner gefärbten Schnitten, sowie an vereinzelten Turnbull-Blau-Färbungen.

2.2.5.2. Eine Morphometrische Auswertung der HE-Schnitte mit dem Wild-Stichprobenmikroskop unter Verwendung eines 1089-Punkte-Rasters bei einer Gesamtvergrößerung von 1000 x.

Die Testfläche (= Gesichtsfeld) entsprach im Gewebeschnitt einer Fläche von 0,011mm^2. Dadurch wurde eine optimale Sampling-Größe erreicht, wobei der Standardfehler (SE) für alle Werte weniger als 10% des Mittelwertes betrug.

Pro Metallkombination wurden drei Schnitte ausgewertet und pro Schnitt je 10 aneinandergrenzende Gesichtsfelder in der "metallnahen" bzw. "metallfernen" Zone ausgezählt. Es wurden dabei folgende morphometrische Parameter charakterisiert:

N_A = Anzahl Treffer über Bindegewebszellkernen pro Testfläche Bindegewebe. Daraus ließ sich der prozentuale Flächenanteil der Kernanschnitte pro Testfläche (=A_A) ableiten.

A_A/N_A= Durchschnittliche Kerngröße oder Durchschnittsgröße eines einzelnen Kernes.

Die statistische Analyse wurde mit einem Olivetti Programma 602 Computer durchgeführt und umfaßte folgende Berechnungen: Mittelwert, Standardabweichung, Standardfehler sowie eine Varianzanalyse.

2.2.5.3. Eine probeweise Mikrosondenanalyse an ungefärbten, auf Quarzobjektträger aufgezogenen 6µm dicken Schichten.

Die dünnsten Methylmethacrylatscheiben schließlich wurden zwischen aufgerauhten Glasscheiben auf ca. 50µm umgeschliffen und folgendermaßen ausgewertet:

2.2.5.4. Mikroradiographie im Faxitron (19 KVP / 3mA/30 min).

Film: Kodak Spectroscopic 649-o, Entwickler: Kodak D-19, 20°C/5 min.

2.2.5.5. Fluoreszenz - und Polarisationsmikroskopie

2.2.6. Gruppeneinteilung

Die drei Hauptgruppen unterschieden sich durch die Metallkombinationen (T/S, T/T und S/S), wobei der erste Buchstabe das Material der Platte, der zweite das Schraubenmaterial bezeichnet (S=Stahl, T=Titan). Die Gruppen T/S und T/T wurden zudem in Untergruppen aufgeteilt, wobei je nach Oberflächenbehandlung der Titanimplantate (Tabelle 3) zwischen T_1/S und T_2/S bzw. T_0/T_0, T_1/T_1 und T_2/T_2 unterschieden wurde.

2.3. Resultate

Alle Tiere zeigten innerhalb 2-3 Tagen postoperativ ein unauffälliges Gangbild, bis auf ein Schaf, das während der ersten drei Wochen den linken Hinterlauf schonte. Wundheilungsstörungen oder Infektionen im Operationsgebiet sind mit Ausnahme eines Seroms, das sich spontan zurückbildete, nicht aufgetreten. Es liegen die Resultate von 40 Tibiae von 20 Schafen vor.

2.3.1. Querschnitte

Die makroskopische Betrachtung der Querschnitte 3, 4 und 7 ergab am Methylmethacrylatblock sowie am frischen Präparat und unabhängig von der Lokalisation des Querschnittes dasselbe Bild. Die Platte erschien allseitig von einer Weichteilkapsel eng eingescheidet. Überall dort, wo die Plattenunterfläche nicht genau aufgelegen hatte, was häufig der Fall war, hat sich zwischen Platte und Knochen neues, z.T. verknöchertes Gewebe angelagert.

Auf den 50um dicken Knochenschliffen der Querschnitte 3 und 4 fanden sich in 15 von 40 Präparaten Fissuren in der plattennahen Corticalis. Diese in Längsrichtung des Knochens verlaufenden Veränderungen waren oft von einer umschriebenen Osteoporose der Corticalis begleitet. Eine eindeutige Erklärung für die Entstehung dieser Fissuren liegt zur Zeit allerdings nicht vor. Als eine Möglichkeit wird eine Sprengwirkung des gewindelosen Schraubenhalses diskutiert (HAAG, 1974). Im Zusammenhang mit der Fragestellung der Metallverträglichkeit dürften diese Feststellungen nicht relevant sein und es wird deshalb nicht weiter auf die Befunde an den Querschnitten eingegangen.

2.3.2. Längsschnitte

2.3.2.1. Mikroskopische Befunde

Befunde am frischen Präparat bei der Explantation. Die Implantate der Gruppen T_1/S, T_2/S, T_1/T_1 und S/S waren regelmäßig und unabhängig von der Metallart von einer mehr oder weniger ausgeprägten, oft durchsichtigen Bindegewebskapsel allseitig eingescheidet. Über dieser Kapsel konnten die Weichteile meist ohne Schwierigkeiten abgelöst werden, während seitlich und an den Plattenenden immer eine Gewebsverdickung mit kontinuierlichem Übergang in periostales Gewebe vorlag. Die kapselartige Deckschicht, die wir im folgenden als Plattenmantel bezeichnen, lag der Platte in jedem Fall eng und wenig verschiebbar an und zeigte eine unterschiedliche Transparenz. Eine Beziehung zwischen Transparenz des Plattenmantels und Implantatmaterial konnte aber nicht gefunden werden, und in keinem Fall war eine von außen sichtbare Gewebsverfärbung beobachtet worden.

Bei den Gruppen T_o/T_o und T_2/T_2 wurden die Implantate, wie bereits erwähnt, am frischen Präparat entfernt, wozu der kapselartige Plattenmantel abgehoben werden mußte. Dies gelang nur, wenn die regelmäßig vorhandenen Gewebsbrücken rings um die Schraubenköpfe herum scharf durchgetrennt wurden. Die der Platte zugewandte Gewebsschicht des Plattenmantels zeigte eine glatte, glänzende Oberfläche mit genauem Abklatschprofil (Abb. 8) der Platten und Schraubenkopfstruktur mitsamt Imbuss. Irgendwelche Adhärenzen wurden dabei nicht beobachtet. Die T_o/T_o-Implantate hinterließen regelmäßig im Bereich der Schraubenköpfe ringförmige Grauverfärbungen, die bei den T_2/T_2-Fällen gänzlich fehlten. Nach Entfernen der Platten ragten vom Plattenbett Gewebskragen hervor (Abb. 8), die sich ausnahmslos in den Hohlräumen zwischen Plattenloch und Schraubenkopf ausgebildet hatten. Diese an der Basis verknöcherten Gewebskragen zeigten ebenfalls unterschiedliche Verfärbungen, wobei wiederum die lediglich gebeizten T_o/T_o-Implantate eine starke Grauverfärbung hinterließen, im Gegensatz zu den anodisch oxydierten T_2/T_2-Platten und Schrauben, die überhaupt keine Verfärbungen der Gewebskragen erkennen ließen.

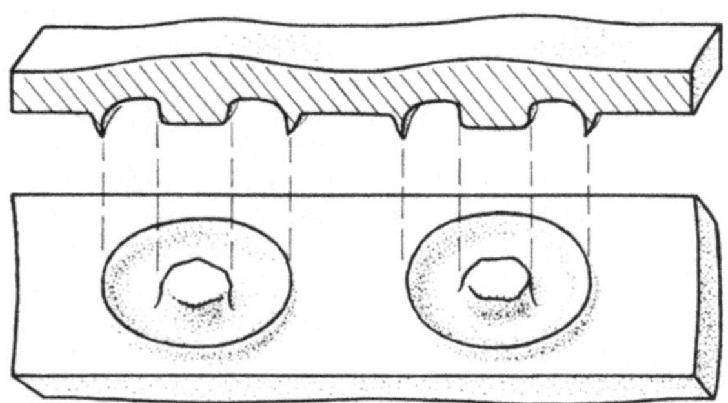

Abb. 8. Unten: Ansicht des Plattenmantels von unten (Plattenseite) mit genauem Abklatschprofil der Schraubenköpfe samt Imbuss. Oben: Längsschnitt durch Plattenmantel. Beim Menschen (vgl. klinisches Kapitel wurden die gleichen Strukturen angetroffen

Befunde an den Methylmethacrylatblöcken (Längsschnitte 1-2 und 5-6):

Bei der makroskopischen Betrachtung der Schnittflächen der Gruppen T_1/S, T_2/S, T_1/T_1 und S/S fiel regelmäßig der intime Kontakt zwischen Weichteilen und Metall einerseits und Knochen und Metall andererseits auf (Abb. 7). Sämtliche Spalträume des geometrisch kompliziert geformten Plattenlochs waren mit neu gebildetem Gewebe aufgefüllt. Vom Knochen her ragten Knochenpickel in den Gewebskragen, dessen Weichteilüberzug kontinuierlich in den Plattenmantel überzugehen schien. Auf den Schnittflächen konnten dabei keine Gewebsverfärbungen beobachtet werden. Hingegen fanden sich nach Entfernen der halbierten Schraubenköpfe im Bereiche der seitlichen Kontaktstellen zwischen Platte und Schraube umschriebene, in ihrer Intensität recht unterschiedliche Gewebsverfärbungen im Plattenloch. Die T/S-Gruppen (T_1/S und T_2/S) zeigten in 8 von 9 Fällen braunrötliche Ablagerungen und in nur einem Präparat gar keine Verfärbung, während bei den T_1/T_1- und T_2/T_2- Kombinationen nie Verfärbungen festgestellt wurden. Demgegenüber hinterließen die S/S-Implantate in allen Fällen eine mehr oder weniger starke braunrote Gewebsimprägnation.

Die Gewebsreaktionen der unmittelbaren Platten- und Schraubenumgebung schienen für die Beurteilung der Verträglichkeit der Implantate von besonderem Interesse. Spezielle Beachtung fanden dabei die neugebildeten Gewebekragen im Plattenloch (Abb. 9) sowie die Gewindegänge in der plattennahen Corticalis, während der Plattenmantel anläßlich der Zweiteinbettung in Methylmethacrylat (s.S.22) in vielen Fällen verlorengegangen und somit für eine vergleichende Untersuchung nicht mehr verfügbar war.

Mittels der lichtmikroskopischen Untersuchungen ließen sich die "augenfälligen" Gewebsreaktionen in Form von Plasma- und Lymphozyten-Infiltraten, Riesenzellen, Zellnekrosen und Fremdkörperphagozytose erfassen. Durch die morphometrische Auszählung und Ausmessung der Zellpopulationen umschriebener Gewebsabschnitte hingegen wurde versucht, festzustellen, ob und inwiefern qualitativ und quantitativ erfaßbare Unterschiede in der zellulären Reaktion auf die verschiedenen Implantatmaterialien bestehen.

Die Ergebnisse der histologischen Betrachtung sind in Tabelle 4 und 5 zusammengefaßt, wobei wir die Kontaktstellen zwischen Metall und Weichteile bzw. Metall und Knochen getrennt besprechen werden.

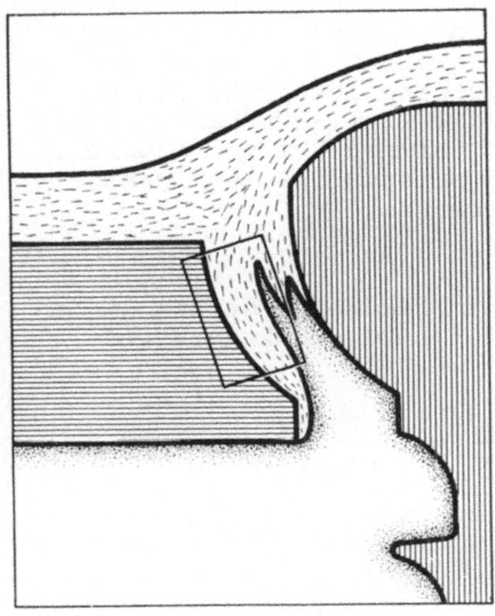

Abb. 9. Vergrößerter Ausschnitt (x 10) eines Gewebskragens: Der Gewebskragen besteht einerseits aus einem Sporn aus neugebildetem Knochen, der dem Schraubenhals und -kopf direkt anliegt, andererseits aus lockerem Bindegewebe, das die Platte und restlichen Schraubenanteile einscheidet. Die morphometrischen Auszählungen wurden im markierten Bereich ▭ durchgeführt

Metall-Weichteilkontaktstellen. Metall-Weichteilkontaktstellen fanden wir im Bereiche der Gewebskragen und - soweit erhalten - des Plattenmantels. Die Gewebskragen wiesen neben einem zentralen Knochensporn ein Weichteilpolster auf (Abb. 9), wobei die knöchernen Anteile in der Regel den Schraubenhals und basale Teile des Schraubenkopfes umfaßten, während die Bindegewebsanteile vorwiegend der Plattenseite zugewandt waren.

Die Weichteilpartien aller drei Gruppen (T/S, T/T und S/S) waren aus einem lockeren Bindegewebe aufgebaut, das einen kontinuierlichen Übergang in den neu angelagerten Sporn aus Faser-Knochen zeigte (Abb. 10). Mononucleäre Zellen sowie Granulozyten wurden, mit Ausnahme eines plasmalymphozytären Infiltrates bei einem Fall der Gruppe T_1/T_1, nur vereinzelt angetroffen. Riesenzellen und Zellnekrosen waren äußerst selten zu sehen (Tabelle 4). Fremdkörperablagerungen von brauner bzw. schwarzer Farbe fanden sich sowohl interstitiell wie intrazellulär. Die braunen Niederschläge, als unscharf begrenzte, polyzyklische Gebilde imponierend, wurden in der Regel intrazellulär angetroffen. Aufgrund der Turnbull-Blau-Färbung waren sie eisenhaltig. Die grau-schwarzen Farbkörner zeigten oft beachtliche Größen-und Formvarianten. Schwarze, über zellkerngroße, kantig begrenzte Partikel blieben dabei meist extrazellulär im Interstitium liegen, ohne jegliche Reaktion der Umgebung auszulösen. Die feinkörnigen, runden, schwarzen Pigmente wurden hingegen immer intrazellulär angetroffen. Eine Identifizierung der schwarzen Partikel aufgrund von Spezialfärbungen war nicht möglich und die Mikrosonden-Untersuchung ergab wegen der geringen Partikeldichte ebenfalls nicht die erhoffte Antwort.
Die T/S-Gruppen (T_1/S und T_2/S) hinterließen in der Mehrzahl der Fälle vereinzelte grau-schwarze Partikel, die, verglichen mit den T/T-Gruppen, etwas größer erschienen. Braune Farbniederschläge waren dagegen sehr selten. Von den T/T-Kombinationen zeigten die T_1/T_1- und T_2/T_2-Implantate lediglich vereinzelte punktförmige schwarze Pigmentspeicherungen, während die T_o/T_o- Präparate stellenweise von einem eigentlichen grauen Schimmer überzogen waren. Die S/S-Implantate zeigten in den verfügbaren Präparaten wenige Fremdkörperdepots, weder braune noch schwarze.

Tabelle 4. Die zellulären Reaktionen und Fremdkörperdepots im Bereiche der Weichteil/Metallkontaktstellen am Gewebskragen und Plattenmantel

Kontaktstellen Weichteil/Metall														
					Lympho-			Pigment						
	n	Zellnekrose			plasma-C.			schwarz			braun			
		+	++	+++	+	++	+++	+	++	+++	+	++	+++
T_o / T_o	5	-	-	-	-	-	-	2	1	2	2	-	3
T_1 / T_1	7	2	-	-	2	-	1	6	1	-	1	-	-
T_2 / T_2	8	3	-	-	2	-	-	7	1	-	4	1	-
S / S	8	1	-	-	2	-	-	3	1	-	3	-	1
T_1 / S	9	1	-	-	1	-	-	5	2	-	-	2	-
T_2 / S	3	-	-	-	-	-	-	1	-	-	3	-	-

+ vereinzelt ++ mäßig +++ viel, regelmäßig

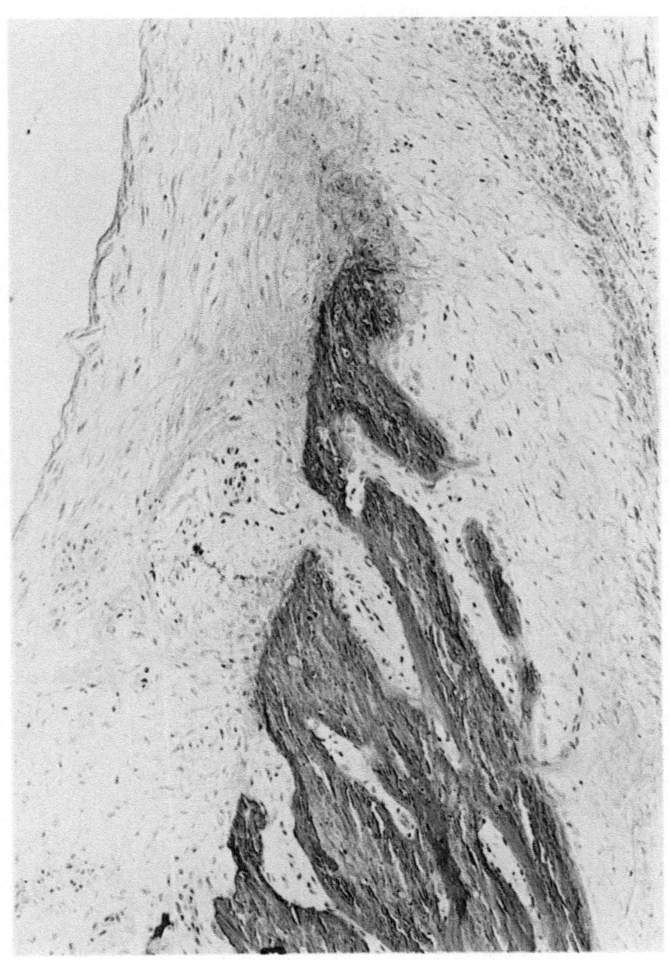

Abb. 10. Ausläufer des Knochensporns im Gewebekragen (HE, Vergrößerung[5] 100x). Bindegewebe und neugebildeter Faserknochen in unmittelbarer Nachbarschaft der Plattenbohrung bzw. des Schraubenkopfes. Die angiogene Ossifikation schien weder durch die Nachbarschaft von Titan-oder Stahl-Implantaten noch durch die Metallmischung von Titan und Stahl beeinträchtigt zu werden.

Metall-Knochenkontaktstellen. Von den Metall-Knochenkontaktstellen interessierten: Die Gewindegänge in der plattennahen Corticalis, die knöchernen Anteile des neugebildeten Gewebskragens sowie die Auflagefläche der Platte am Knochen (Plattenlager).

---

5 Sämtliche Angaben über Vergrößerung betreffen die Endvergrößerung im Bild.

Die ursprünglich vorgeschnittenen Gewindegänge im Knochen waren in allen Präparaten und unabhängig von der Implantatbeschaffenheit scharf gezeichnet (Abb. 11). Sie entsprachen genau dem Schraubenprofil, wobei der äußerste Anteil der "Knochen-Zähne" des Gewindes regelmäßig aus neugebildetem Faser- bzw. lamellärem Knochen aufgebaut erschien (PULS, 1968). Stellen mit Knochenresorption wurden vereinzelt, Knorpelgewebe nur in einem Präparat an umschriebener Stelle beobachtet.

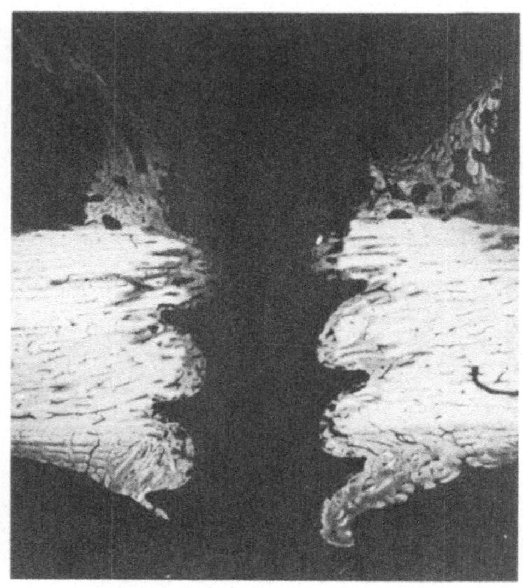

Abb. 11. Knöcherner Gewebskragen und Schraubenprofil: Die Mikroradiographie bringt die Beziehung zwischen Knochen und Implantaten besonders gut zur Darstellung. Der äußerste Anteil der scharf gezeichneten "Knochen-Zähne", sowie der Sporn des Gewebekragens bestanden aus neugebildetem, grau erscheinendem, lamellärem bzw. Faserknochen. Ältere Osteone waren demgegenüber weiß

Im Hinblick auf direkte Kontaktstellen bzw. Bindegewebsinterpositionen zwischen Knochen und Metalloberfläche bestanden deutliche Unterschiede zwischen den verschiedenen Implantatzusammensetzungen (Tabelle 5). Die T_1/T_1-, T_2/T_2- und T_2/S-Gruppen wiesen dabei regelmäßig breite Kontaktflächen zwischen Knochen und Metall auf (Abb. 12a), während die T_1/S- und S/S-Kombinationen neben direktem Knochenkontakt vermehrt Zonen mit Bindegewebsinterpositionen zeigten. Alle fünf Fälle der T_o/T_o-Gruppe wiesen demgegenüber praktisch überhaupt keine Kontaktstellen zwischen Schraube und knöchernem Gewindegang auf, sondern einen bandförmigen Bindegewebsüberzug der gesamten Knochenoberfläche (Abb. 12b).

Die Innenseite des neugebildeten knöchernen Gewebekragens entsprach in der Form genau dem Profil des kugelförmigen Schraubenkopfes und Schraubenhalses, die Außenseite dagegen ging keilförmig ins Plattenlager über (Abb. 11). Auch hier bestand das neu-

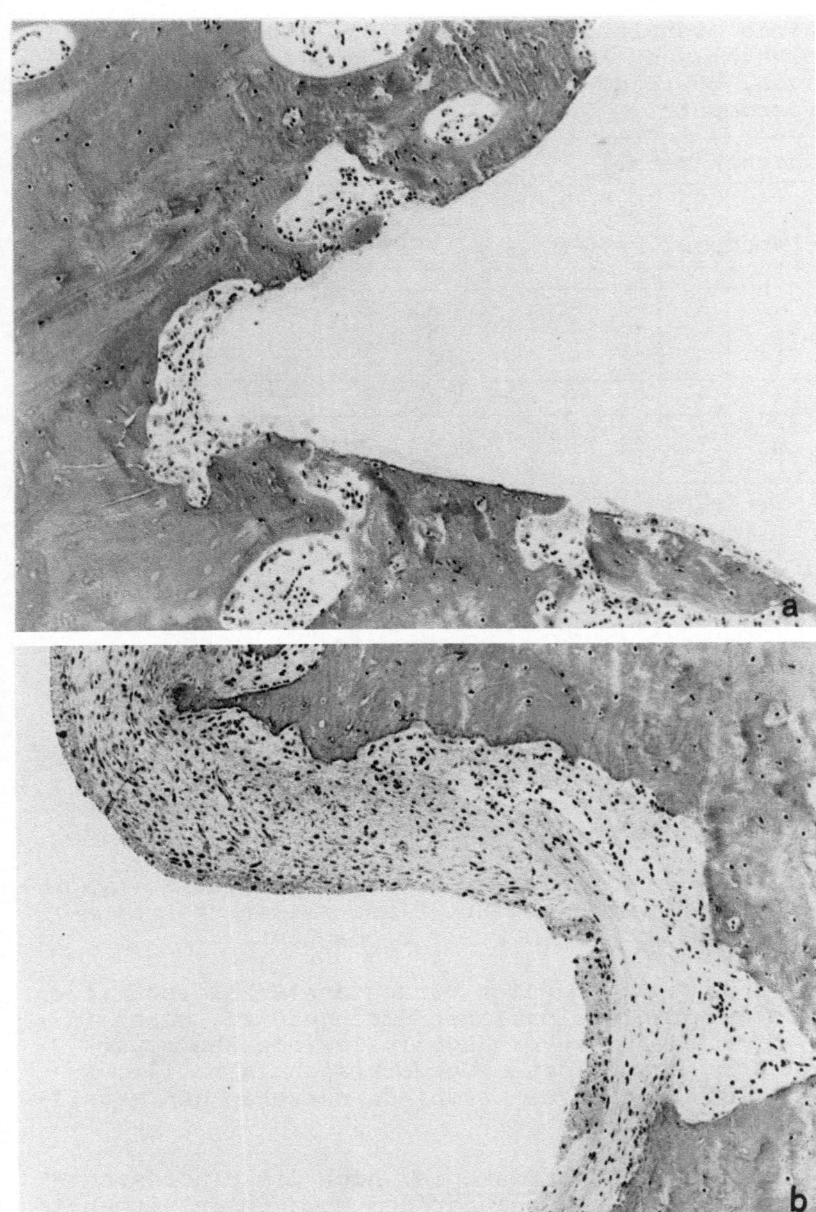

Abb. 12 a u. b) Berührungszone zwischen Knochen und Metall im Bereiche der Gewindegänge. a) Breitflächige direkte Kontaktstellen zwischen Knochen und Metalloberfläche ohne Bindegewebsinterposition (T_2/T_2 HE, Vergrößerung 100x). b) Bindegewebsinterposition zwischen Metall und Knochen: Direkte Knochen-Metall-Kontaktflächen fehlen, dafür ist die ganze Oberfläche des knöchernen Gewindeganges von einem breiten Bindegewebssaum überzogen (T_o/T_o, HE, Vergrößerung 100x)

Tabelle 5. Die Bindegewebsinterpositionen bzw. direkten Kontaktflächen zwischen Metall und Knochen im Bereiche der Gewindegänge und am Gewebskragen, sowie das Ausmaß der zellulären Reaktionen und der Fremdkörperdepots

Kontaktstellen Knochen/Metall													
					Lympho-			Pigment					
	n	BG-Interpos.			plasma-C.			schwarz			braun		
		+	++	+++	+	++	+++	+	++	+++	+	++	+++
T_0 / T_0	5	-	-	5	-	-	-	-	2	3	-	2	3
T_1 / T_1	7	7	-	-	1	-	-	6	-	-	-	-	-
T_2 / T_2	8	7	1	-	1	-	-	4	2	-	-	-	-
S / S	8	1	7	-	2	-	-	3	-	-	-	1	-
T_1 / S	9	3	6	-	2	-	-	3	-	-	2	2	-
T_2 / S	3	2	1	-	-	-	-	1	-	-	1	-	-

\+ vereinzelt ++ mäßig +++ viel, regelmäßig

gebildete Gewebe aus Faserknochen, während der Kern bereits lamelläre Strukturen aufwies. Alle Metallkombinationen zeigten an dieser Stelle mehr oder weniger ausgeprägte, direkte Kontaktstellen mit dem Knochen, mit Ausnahme der T_0/T_0-Fälle, die wiederum bandförmige Bindegewebsinterpositionen aufwiesen.

Im Bereiche des knöchernen Plattenlagers war eine Beurteilung der Kontaktstellen zwischen Platte und Knochen nur in den wenigsten Fällen möglich, da je nach Auflage der Platte am Knochen Hohlräume entstanden waren, die sich mit Bindegewebe auffüllten.

Eine zelluläre Reaktion im Sinne einer Entzündung (Plasma, Lympho- und Leukozyten) oder Fremdkörperabwehr (Riesenzellen, Makrophagen, Zellnekrosen) wurde in keinem Falle beobachtet.

<u>Mikroradiographie</u>. Mikroradiographien wurden an 12 Längsschliffen mit verschiedenen Implantatkombinationen durchgeführt. Dabei interessierten vor allem die Umbauvorgänge in Gewindenähe sowie die Knochenstruktur im neugebildeten Gewebskragen (Abb. 11). Es wurden dabei keine wesentlichen Unterschiede zwischen den Metallkombinationen festgestellt.

<u>Fluoreszenz- und Polarisationsmikroskopie</u>. Auch die Fluoreszenz- und Polarisationsmikroskopie ergab außer dem erwarteten vermehrten Knochenumbau in Gewindenähe und im Gewebskragen keine für die Fragestellung dieser Arbeit neuen Aspekte.

<u>Mikrosondenuntersuchungen</u>. Die Mikrosondenanalyse einzelner Längsschnitte ergab bei einer Geräteempfindlichkeit von rund 1 ppm keine eindeutigen Werte, so daß diese sehr aufwendige Untersuchungstechnik an den tierexperimentellen Präparaten nicht fortgeführt wurde.

2.3.2.2. Morphometrische Auswertung

In den Weichteilen des neugebildeten Gewebskragens (Abb. 9) liessen sich je nach Implantatkombination sowohl numerische wie volumerische Unterschiede in der Zellpopulation erfassen. Das gegen die Platte gerichtete, "metallnahe" Bindegewebspolster zeigte dabei ähnliche morphometrische Werte wie die dem Schraubenkopf anliegende Weichteilschicht. Da letztere oft weniger gut und weniger regelmäßig erhalten war, werden nur die Resultate des äusseren Plattenlagers ausgewertet. Eine ursprünglich geplante Differenzierung zwischen Rund- und Spindelzellen wurde wieder fallengelassen, da Rundzellen nur ganz vereinzelt zu sehen waren. Die Zellzahlen (N_A) und Zellkerngrößen (A_A/N_A) betrafen demnach ausschließlich Bindegewebszellen mit spindelförmigem Zellkern oder Kernanschnitte, d.h. Fibroblasten oder Fibrozyten.

Die durchschnittliche Zellzahl pro Einheitsfläche (N_A) der oberflächlichen, d.h. "metallnahen" Weichteilschicht lag bei den Titan/Titan-Kombinationen (T_o/T_o, T_1 und T_2/T_2) mit 11,5 signifikant höher als bei den Implantaten mit Stahlanteilen (S/S, T_1/S und T_2/S) mit einem Durchschnitt von 9 Zellen (Abb. 13). In den tiefen, dem Knochensporn anliegenden "metallfernen" Gewebsabschnitten war die durchschnittliche Zellzahl durchwegs höher als in den oberflächlichen plattennahen Regionen, wobei die Werte zwischen 7,6% (T_1/T_1) und 40% (T_o/T_o) schwankten (Abb. 9, Abb. 13). Die durchschnittliche Zellkerngröße (A_A/N_A) variierte ebenfalls beträchtlich. Die größten Zellkerne sowohl in den oberflächlichen wie tiefen Gewebsabschnitten wiesen die Implantate mit Stahlan-

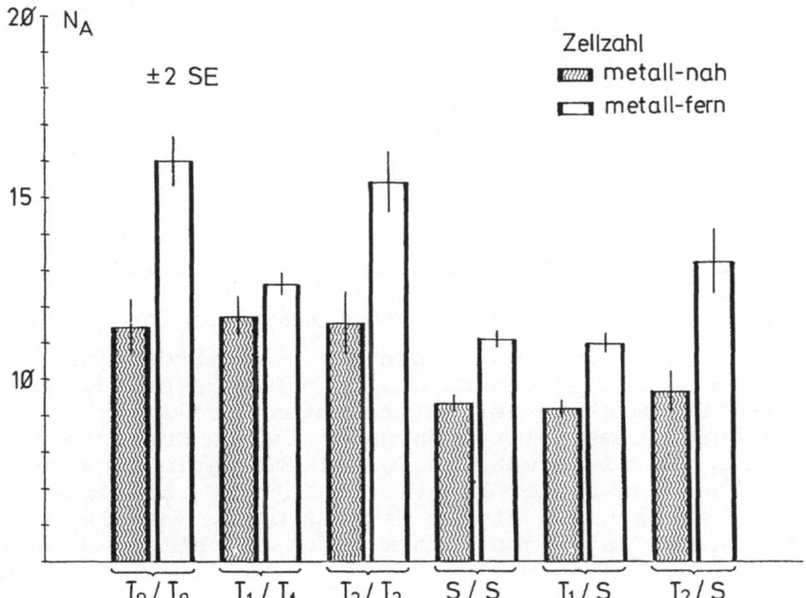

Abb. 13. Durchschnittliche Zellzahl pro Einheitsfläche (N_A) metallnahen bzw. metallfernen Gewebes der verschiedenen Metallkombinationen (vgl. Abb. 9) auf Grund der Morphometrie. Die Titan/Titanimplantate hinterließen im Vergleich zu den stahlhaltigen Kombinationen ein deutlich zellreicheres (Fibrozyten) Gewebe

teil (S/S und T_1/S) sowie die T_1/T_1-Gruppe auf, während die T_o/T_o- und T_2/T_2-Implantate deutlich kleinere Zellkerne zeigten (vgl. ROHNER, 1973; RIEDE et al., 1974). Die T_2/S-Gruppe nahm eine intermediäre Stellung zwischen den beiden anderen Gruppen ein. Im Gegensatz zur Zellzahl konnten bei den Kerngrößen zwischen oberflächlicher und tiefer Schicht keine entsprechenden Unterschiede gefunden werden.

2.4. Diskussion

Die befürchteten Komplikationen der Metallmischung sind ausgeblieben. Die Kombination von zwei Metallen wie rostfreiem Stahl und Titan hat sich dabei lediglich wie der "unedlere" Partner der beiden (Stahl) verhalten. Die verschiedenen Implantatmaterialien führten zu unterschiedlichen Weichteilreaktionen. Dabei fanden sich vor allem in bezug auf Zellzahl und Zellkerngröße teils signifikante Unterschiede.

Als entscheidende Stelle zur Untersuchung der Weichteilreaktionen wurde der Gewebskragen zwischen Plattenloch und Schraubenkopf gewählt, da er - in unmittelbarer Nähe der Kontaktzonen der verschiedenen Implantatkomponenten - wohl den ungünstigsten Abschnitt der Plattenoberfläche darstellt. Die Hohl- und Spalträume zwischen ovalärem Plattenloch und kugelförmigem Schraubenkopf dürften als eigentliche Prüfkammer angesehen werden. Hier fand Gewebeneubildung statt unter den verschiedensten chemischen und mechanischen Einflüssen. Infolge Spaltbildung und Reibung zwischen den Implantatteilen dürften für Korrosionsvorgänge besonders günstige Bedingungen vorgelegen haben, während die Kammer selbst die Ansammlung von Korrosionsprodukten ermöglichte.

Alle Spalt- und Hohlräume im Plattenloch waren ausnahmslos und vollständig mit lockerem, vitalem Bindegewebe und neugebildeten Faser- und Lamellenknochen ausgefüllt. Auch histologisch zeigten sich im Gewebekragen praktisch keine Abwehrmechanismen:

Fremdkörpergranulome, Entzündungsreaktionen und Zellnekrosen waren höchst selten zu sehen. Dies deutet auf gute Gewebeverträglichkeit bzw. geringe Reizwirkung der untersuchten Metallmischung und Metalle. Die Bildung eines relevanten galvanischen Korrosionselementes darf deshalb für die erwähnten Metallkombinationen ausgeschlossen werden. Über den restlichen Plattenanteilen bestanden wohl noch günstigere Verhältnisse als im Gewebskragen, weshalb der Weichteilmantel in der Regel aus zartem, dünnschichtigem Bindegewebe aufgebaut war.

In Zusammenhang mit der Verwendung von Titan interessierte vor allem auch die Frage der Metallablagerung, da Titanimplantate bekanntlich sehr zu Metallabrieb und Grauverfärbung des Gewebes neigen; besonders, wenn sie bewegt werden (LEVENTHAL, 1951; BERG und EMNEUS, 1962; WEISSMANN, 1968; BRETTLE, 1970; EHRSAM, 1970;

WILLIAMS, 1971). Obschon in den vorliegenden Versuchen die Implantate, am intakten Knochen fixiert, kaum großen Bewegungen ausgesetzt waren, hinterließen die lediglich gebeizten T_o/T_o-Implantate wesentlich stärkere Grauverfärbungen als die restlichen Metallgruppen. Das gilt insbesonders für die anodisch oxydierten Titanarten (T_2/T_1 und T_2/T_2). Verglichen mit einer früheren Untersuchungsserie am Menschen (EHRSAM, 1970; POHLER, persön.Mitt.) fanden sich ganz allgemein äußerst wenige Metallpartikel in den Weichteilen und Knochen, weshalb auch keine Korrelation zwischen Metallablagerung und Korrosionsart bzw. Implantatzusammensetzung festzustellen war.

Die braunen Farbpartikel erwiesen sich als Turnbull-Blau-positiv und demnach eisenhaltig. Hämosiderin gibt denselben Farbausschlag, während der Eisengehalt des Titans mit 0,35% für diesen Nachweis sehr gering erscheint. In ähnlicher Art wie braune Farbniederschläge auch bei Titanimplantaten angetroffen wurden, fanden sich schwarze Partikel bei den reinen Stahlkombinationen, wobei es sich um Eisen-,Chrom- oder Nickel-Fremdkörper handeln konnte. Die Metallablagerungen im Gewebe waren bei den Stahlkombinationen (T/S und S/S) noch weniger ausgeprägt als bei den reinen Titankombinationen (T_1/T_1 und T_2/T_2). Dies steht im Gegensatz zum makroskopischen Aspekt, wo die Fälle mit Stahlanteil deutliche Braunverfärbungen seitlich im Plattenloch aufwiesen, gegenüber meist weitgehender Farblosigkeit bei den Titangruppen (T_1/T_1 und T_2/T_2). Da wir aus verarbeitungstechnischen Gründen bisher nur Längsschnitte und keine Querschnitte untersuchen konnten, sind die einzigen direkten Kontaktstellen zwischen Platte und Schraube noch nicht zur Auswertung gekommen.

Entsprechend der Partikelgröße sind die kleinen, meist intrazellulär gelegenen Farbkörner wahrscheinlich Korrosionsprodukte; die größeren, oft kantig begrenzten, interzellulär liegenden Teile eher Folge von mechanischem Metallabrieb (z.B. bei Implantation). Gegen einen sog. Metalltransfer von den verwendeten Instrumenten her (BOWDEN _et al._, 1954 und 1955; LAING, 1958; BRETTLE, 1970; BRUSSATIS und MÜLLER, 1963; HOAR und MEARS,1966) spricht aber, daß die verwendeten Instrumente alle aus hochwertigem Stahl waren und deshalb höchstens ein Transfer z.B. vom weichen Titan auf die härteren Instrumente hätte stattfinden können und nicht umgekehrt.

Die numerische Auswertung der Zellpopulation im Gewebekragen mit Hilfe der Morphometrie hat bei den Metallkombinationen mit Stahlanteil (T_1/S, T_2/S und S/S) im Vergleich zu den Titan/Titan-Gruppen (T_o/T_o, T_1/T_1 und T_2/T_2) eine signifikant kleinere Anzahl von Zellen ergeben. Wird eine niedrigere Zellzahl mit einer Proliferationshemmung in Verbindung gebracht, so schneiden die Implantate mit Stahlanteil ungünstiger ab als diejenigen aus Titan. Eine Erklärung dazu kann in den Legierungsbestandteilen des Stahls, Nickels und Chroms gefunden werden, die bekanntlich gewebetoxische Eigenschaften besitzen (HULLIGER _et al._, 1967). Unseres Wissens stehen für die schädigenden Wirkungen der Metalle im wesentlichen zwei Mechanismen zur Diskussion: Eine lysosomale Zellschädigung infolge von Phagozytose von Metallteilchen (MEARS, 1960; ALLISON, 1969) sowie eine Interferenz der phagozytierten Metalle mit dem Zellstoffwechsel, z.B. aufgrund von Metall-Enzym-Komplexbildungen (PORTER, 1970). Die Unterschiede in der Oberflächenstruktur von hochglanzpoliertem Stahl und mattem, mikroskopisch rauhem Titan könnten einen weiteren Grund für das verschiedenartige Verhalten der umgebenden Gewebe darstellen, indem rein physikalisch andere Bedingungen vorliegen würden.

Auch in bezug auf die morphometrisch ermittelten durchschnittlichen Zellkerngrößen zeigten die Stahlkombinationen (T_1/S, T_2/S und S/S) ein anderes Verhalten als die reinen Titanimplantate (T_0/T_0 und T_2/T_2), indem letztere deutlich kleinere Kerne aufwiesen. Aber auch innerhalb der Titangruppen ergaben sich Unterschiede. Die T_1/T_1-Fälle hatten größere Zellkerne als die T_0/T_0- und T_2/T_2-Kombinationen, was sich auch bei den entsprechenden Metallmischungen T_1/S und T_2/S widerspiegelte. Die nächste Frage gilt demnach der Bedeutung der Zellkerngröße. Die Beziehung zwischen Kern- und Zelleibgröße ist bei jeder Zelle konstant. Entsprechend dieser Kern-Plasmarelation haben große Zellen große Kerne (z.B. Ei-Zelle), so daß von der Kerngröße auf die Zellgrösse geschlossen werden darf (BUCHER, 1971).

Als akute Anpassung des Kerns an erhöhte Anforderungen hat BENNINGHOFF 1950 den Begriff des funktionellen Ödems geprägt, während dauernde Mehrbelastung einer Zelle schließlich zur Zellhypertrophie führt (ZOLLINGER, 1972), beides Mechanismen, die hier wohl kaum zutreffen. Durch die Einwirkung einer Noxe kann nach BÜCHNER (1967) eine endomitotische Kernvergrößerung (Zunahme des Ploidiegrades durch Chromosomenvermehrung ohne Zellteilung) entstehen. Dabei nimmt das Kernvolumen allerdings oft um ein mehrfaches zu (TSCHERMAK-WÖSS, 1971), was bei unseren Untersuchungen jedoch fehlt. Ebenso erscheint eine Kernschwellung auf bakteriellentzündlicher Basis unwahrscheinlich, während eine abakterielle Entzündung nicht ausgeschlossen werden kann.

In einem reparativen Bindegewebe wie dem untersuchten Gewebekragen werden Zellen unterschiedlicher Reife angetroffen. Je nach Reifegrad einer Zelle ergeben sich daher Unterschiede in der Kerngröße. Unreife Formen haben größere Kerne als die ausgereiften Zellen, deren Funktionsstoffwechsel nicht mehr im Dienste der Gewebeneubildung stehen (CURRAN und COLDING, 1972). Eine gute Interpretation der Bedeutung der unterschiedlichen Zellkerngrößen dürfte schwierig sein, kleine reife Kerne scheinen uns aber günstiger als große, unreife Formen.

Obschon sowohl in bezug auf Kerngröße als auch auf Zellzahl deutliche Unterschiede zwischen den einzelnen Metallkombinationen bestehen, scheinen sich die verschiedenen Metalle und Implantate nicht schädlich auf die Gewebeneubildung auszuwirken. Allein die Tatsache, daß sich im Spaltraum zwischen Plattenloch und Schraubenkopf eine ähnliche Gewebeneubildung aus lamellärem Knochen (KROMPECHER, 1939; FROST, 1972; LITTLE, 1972) einstellt wie in einer isolierten Milliporekammer ohne metallischen Fremdkörper (RÜEDI, 1965), weist auf ein Fehlen von gewebefeindlichen Noxen hin.

Insbesondere verhielten sich die Metallmischungen aus Titanplatten und Stahlschrauben keineswegs schlechter als der altbewährte rostfreie Stahl. Titan hingegen zeigte erwartungsgemäß eine noch bessere Gewebsverträglichkeit als Stahl. Interessanterweise zeichneten sich aber auch Unterschiede innerhalb der Titangruppen ab. Das unbehandelte Titan (T_o) erwies sich zwar von der zellulären Reaktion her als günstig, zeigte aber die bekannten grauen Farbniederschläge. Von den anodisch oxydierten Titanformen erwies sich das T_2 mit der dickeren Rutilschicht in jeder Beziehung als noch gewebefreundlicher als die dünnere T_1-Form. Da die beiden Titanformen (T_1 und T_2) sich einzig in der Dicke der chemisch sonst identischen Titanoxydschicht unterscheiden, stellt sich die Frage, ob der Unterschied in der Oberflächenfeinstruktur der beiden Titanformen liegt.

Zusammenfassend kann festgestellt werden, daß die aus mechanischen Gründen oft wünschbare Kombination einer elastischen Titanplatte mit zugfesten Stahlschrauben erlaubt scheint.

3. Klinischer Teil

3.1. Einleitung

Es schien von Interesse in der operativen Frakturbehandlung, Platten aus Titan zusammen mit Schrauben aus Stahl zu verwenden, sofern die Kombination der beiden Metalle nicht zu stärkerer Korrosion und schlechterer Gewebsverträglichkeit führt. Als Plattenmaterial ist Titan seiner guten Gewebsverträglichkeit (s.S.16) sowie seiner großen elastischen Deformierbarkeit und damit geringeren Streßprotektion (s.S. 15) (BRENNWALD und PERREN, 1972) wegen besonders günstig. Der Nachteil des reinen Titans besteht darin, daß es gegenüber Stahl eine nur 10% geringere Festigkeit aufweist. Die Osteosyntheseplatten (DCP) aus Titan sind deshalb etwas größer dimensioniert worden (s.S.16) und dadurch gleich fest wie jene aus rostfreiem Stahl. Sie bewährten sich im klinischen Gebrauch. Bei den Schrauben aus Titan, die ohne Veränderung des Instrumentariums nicht einfach größer dimensioniert werden konnten, traten dagegen vermehrt Brüche und Abknickungen am Schraubenhals auf, was bei Stahlschrauben kaum je beobachtet wurde (vgl. MEACHIM und WILLIAMS, 1973).

Aufgrund der Laborversuche (KEY, 1941; EMNEUS, 1962) und der klinischen Erfahrung (McKEE, 1957; HICKS und CATER, 1962) waren bei der Mischung korrosionsresistenter Materialien keine wesentlichen Nachteile zu erwarten. Nachdem sich auch in unseren Tierexperimenten (s.S.34) keine großen Nachteile der Titan-Stahl-Mischung ergeben hatten, wurde die klinische Erprobung beschlossen.

Wir haben seit April 1971 die Dynamische Kompressionsplatte (DCP) aus Titan in Kombination mit Stahlschrauben implantiert. Insgesamt sind seither 519 Frakturen der oberen und unteren Extremität mit Titan-Stahlmischung (T/S) versorgt worden. Nach klinischen und radiologischen Kriterien hat die Mischung dieser Metalle keine faßbaren Nachteile bewirkt. Eine genauere Beurteilung schien jedoch wichtig. Es wurden deshalb Gewebsproben des Weichteil- oder Plattenmantels histologisch spektralanalytisch auf den Metallgehalt und nach morphometrischen Gesichtspunkten (Zellzahl und Zellkerngröße) analysiert. Entsprechende Untersuchungen in der Literatur (s.S.11) betreffen meist nur Fälle mit Materialversagern und stellen somit eine negative Auswahl dar. Um einen Vergleich zwischen Gewebsreaktion und Heilungsart, bzw. Implantatbeschaffenheit anstellen zu können, wurden in der vorliegenden Studie die Gewebsproben einerseits anläßlich der routinemäßigen Metallentfernung 1-2 Jahre nach Osteosynthese gewonnen, andererseits bei Zweiteingriffen infolge Komplikationen. Fälle mit kompliziertem Heilverlauf wurden dazu speziell gesammelt, die übrigen Biopsien sind wahllos zusammengestellt.

3.2. Patientengut

Das Patientengut mit 75 Tibiaosteosynthesen setzte sich aus doppelt so vielen Männern wie Frauen im Durchschnittsalter von 33 Jahren zusammen. 2/3 der Unterschenkelbrüche waren die Folge von Sport-, vorwiegend Skiunfällen, 43 betrafen Verkehrs- und Arbeitsverletzungen.

Von 73 Patienten[6] mit 75 Tibiaosteosynthesen verfügten wir über Gewebsproben des Plattenmantels, eine komplette Röntgendokumentation sowie über einen Bericht des klinischen Heilverlaufes. 38 Osteosynthesen betrafen Fälle mit Titan-Stahl (T/S), 21 mit Titan/Titan (T/T) und 16 mit Stahl/Stahl (S/S)-Implantaten.

3.3. Gruppeneinteilung

Je nach röntgenologisch, bzw. klinischem Heilverlauf sowie aufgrund der Implantatbeschaffenheit wurden verschiedene Gruppen (Tabelle 6) gebildet.

Als primäre Heilung bezeichneten wir einen nach klinischen und röntgenologischen Kriterien ungestörten Heilverlauf (Abb. 14a). Bei den sekundären Heilungen unterschieden wir zwischen verzögerten Heilungen, Pseudarthrosen und Plattenbrüchen (Tabelle 6). Von einer verzögerten Heilung wurde gesprochen, wenn die Frakturheilung innerhalb 20 Wochen postoperativ im Röntgenbild noch nicht gesichert erschien (sichtbarer Bruchspalt, wolkiger Reizcallus) und Schmerzen sowie andere lokale Reizerscheinungen vorlagen, im weiteren Verlauf jedoch ohne operative Maßnahmen, lediglich durch verlängerte Entlastung, zur Heilung gelangte (9 Fälle (Abb. 14b).

---

[6] 63 Patienten mit 65 Frakturen stammten vom Chirurgischen Department des Kantonsspitals Basel. Je 5 Fälle wurden von der Chirurgischen Abteilung des Krankenhauses Davos (Chefarzt PD Dr. P.Matter) und des Kreuzspitals Chur (Chefarzt PD Dr. U.Heim) zur Verfügung gestellt, wofür an dieser Stelle gedankt sei.

Tabelle 6. Herkunft der Gewebsbiopsien vom menschlichen Plattenmantel entsprechend der Implantatkombination bzw. der Art der Frakturheilung, Primärheilung = klin. und röntgenolog. ungestörter Heilverlauf. Sekundärheilung: verzögerte Heilung = innerhalb 20 Wochen postoperativ weder klinisch noch röntgenologisch gesicherte Frakturkonsolidierung, die aber ohne weitere operative Maßnahmen zur Ausheilung kam. Pseudarthrose = jede Heilungsstörung, die eine Reosteosynthese erforderte (inkl. 2 Plattenbrüche)

Biopsien: Plattenmantel - Mensch

Heilungsart:	T / S	T / T	S / S	Total
Primärheilung	28	16	13	57
Sekundärheilung	10	5	3	18
verzögert	5	4	-	9
Pseudarthrose	5	1	3	9
	38	21	16	75

T/S = Titanplatte/Stahlschrauben; T/T = Titanplatte/Titanschrauben; S/S = Stahlplatte/Stahlschrauben

Als Pseudarthrose wurde jede Heilungsstörung bezeichnet, die eine Reosteosynthese notwendig machte (7 Fälle (Abb. 14c)). Die beiden Plattenbrüche sind bei Patienten mit doppelseitigen Beinbrüchen aufgetreten, wobei es wahrscheinlich infolge zu früher Belastung nach 19 Wochen zum Ermüdungsbruch je einer Platte gekommen war (Abb. 14d). Infizierte Osteosynthesen sind nicht in die Serie aufgenommen worden.

Bei der Gruppeneinteilung nach Implantatbeschaffenheit betrifft der erste Buchstabe das Material der Platte, der zweite jenes der Schrauben. Die Platten der Gruppen T/S und T/T bestanden einheitlich aus schmalen AO-DCP (Typ 224, Abb. 2) aus anodisch oxydiertem Titan (SNV 129) mit einer Oxydschicht von 1000 Å Dicke entsprechend den im Tierexperiment mit T_1 bezeichneten Implantaten. Die Titanschrauben wiesen dieselbe Metallbeschaffenheit wie die Platten auf, während die Stahlschrauben dem SNV 129 entsprachen. Bei den Stahl/Stahlimplantaten fanden sich sowohl die schmalen AO-Rundloch-Platten vom Typ 223 (9 Fälle) sowie die AO-Halbrohr-Platten vom Typ 222 (7 Fälle), die einheitlich aus rostfreiem Stahl (SNV 129) gefertigt waren.

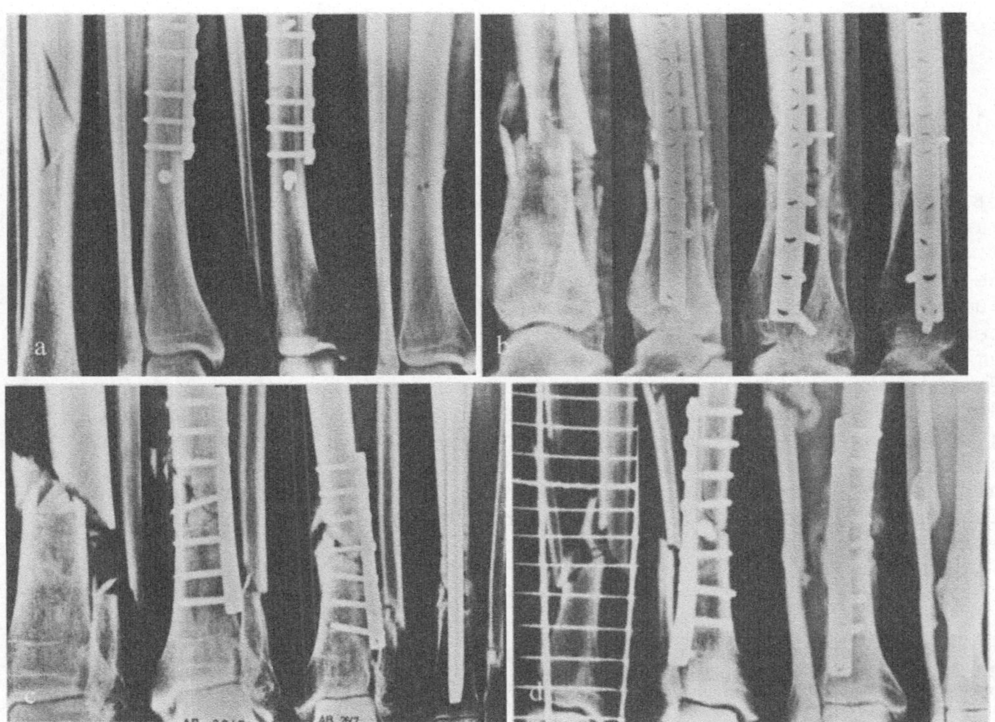

Abb. 14 a-d. Frakturheilungsarten. a) Primärheilung nach DCP-Osteosynthese (Titan/Stahl) einer Dreikeilfraktur. Sehr gutes funktionelles Schlußresultat; b) Verzögerte Heilung einer Trümmerfraktur nach DCP-Osteosynthese (Titan/Stahl) und primär autologer Spongiosaplastik. Wegen klinischer Instabilitätszeichen und röntgenologisch noch sichtbarem Bruchspalt mit Reizcallus nach 20 Wochen vorübergehende Gipsfixation, danach Konsolidierung innerhalb 4 Wochen. Sehr gutes funktionelles Endergebnis; c) Pseudarthrose und Plattenausriß 21 Wochen nach DCP-Osteosynthese (Titan/Stahl) einer 2° offenen Fraktur. Der 80 j. Patient hat nie entlastet, worauf Schraubenlockerung und Plattenausriß auftraten. Nach Marknagelung gutes funktionelles Resultat; d) Plattenbruch links, 18 Wochen nach doppelseitiger Tibiatrümmerfraktur. DCP-Plattenosteosynthese beidseits. Mobilisierung nach 5 Wochen unter Teilbelastung. Links Plattenbruch bei verzögerter Heilung, fragliche Konsolidierung. Reoperation mit Marknagelung beidseits

3.4. Methoden

3.4.1. Entnahme der Gewebsproben und Metallentfernung

Anläßlich der Metallentfernung nach Osteosynthese erfolgte die Freilegung der Platte mitsamt Bindegewebskapsel(Plattenmantel) über die ursprüngliche Incision. Nach sorgfältiger Präparation wurde der Plattenmantel seitlich entlang der Platte eingeschnitten und gesamthaft abgehoben (Abb. 15 a+b). Im Falle der DCP mußten dazu die zarten Gewebsbrücken rund um den Schraubenkopf herum scharf durchtrennt werden. Vor dem Entfernen der Schrauben prüften wir deren Halt im Knochen durch Anziehen. Die Schrauben wurden als gelockert bezeichnet, wenn mehr als eine halbe Umdrehung möglich war. Der makroskopische Befund des Plattenmantels (Kapseldicke, Verfärbung, Schrauben- bzw. Plattenhalt) sowie der klinische wie röntgenologische Heilverlauf (Schwellungszustände, Rötung, rezidivierende Schmerzen, röntgenologischer Befund und sonstige Komplikationen) wurden protokolliert.

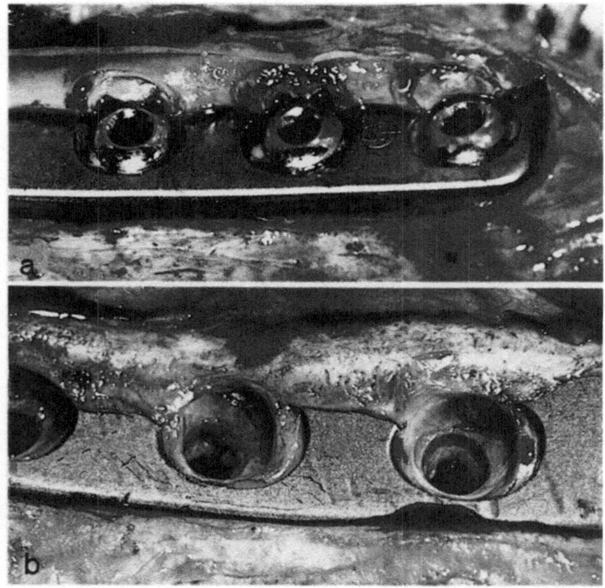

Abb. 15 a u. b. Operatives Vorgehen bei der Plattenentfernung. (a) Der Plattenmantel ist seitlich entlang der Platte inzidiert und abgehoben worden. Die Abklatschprofile der Schraubenköpfe zeigen umschriebene Farbränder; (b) Die Schrauben sind entfernt. Die Hohlräume zwischen den Plattenbohrungen und Schraubenköpfen erscheinen mit neugebildetem Gewebe (Knochen und Bindegewebe) ausgekleidet. Nur seitlich an der unmittelbaren Kontaktstelle zwischen Platte und Schraubenkopf ist die Gewebsauskleidung unterbrochen. Die Platte selbst wird z.T. vom Knochen überwachsen

3.4.2. Verarbeitung der Gewebsproben

Der Gewebsstreifen des Plattenmantels wurde proximal markiert und in 40% Alkohol aufbewahrt. Von den am stärksten verfärbten Schraubenköpfen, wurden je zwei benachbarte Abklatschprofile (Abb. 8) für die histologische Weiterverarbeitung ausgewählt und in Längsrichtung halbiert. Die eine Hälfte gelangte zur histologischen Untersuchung, die andere wurde für die Metallbestimmung durch Atomabsorption verwendet. Nach der Entwässerung und Fixierung in aufsteigender Alkoholreihe wurden die Proben für die Histologie in Methylmethacrylat eingebettet (SCHENK, 1965) und auf dem Zeiss-Hartschnitt-Mikrotom (BURKHARDT, 1970) zu 6 µm dicken histologischen Präparaten geschnitten, die mit Hämatoxylin-Eosin, van Gieson und Turnbull-Blau gefärbt wurden.

3.4.3. Morphometrie

Eine quantitative Analyse von Zellzahl und Kerngröße erfolgt mittels Morphometrie. Um 15 aneinandergrenzende Gesichtsfelder auszählen zu können, wurden nur die einigermaßen homogenen strukturierten Gewebspartien zwischen den Schraubenköpfen ausgewertet. Die Auszählung erfolgte an HE-Schnitten mit dem Wild-Stichprobenmikroskop unter Verwendung eines 1089-Doppelquadrat-Netzrasters bei einer Gesamtvergrößerung von 1000 x. Die Testfläche (= Gesichtsfeld) entsprach im Gewebeschnitt einer Fläche von 0,011 mm^2. Folgende morphometrische Parameter wurden charakterisiert:

N_A = Anzahl Zellen pro Testfläche Bindegewebe.
A_A/N_A = durchschnittliche Kerngröße oder Durchschnittsgröße eines einzelnen Zellkernes.

Die Parameter N_A und A_A/N_A wurden für mobile Zellen vom Typus Lymphozyten und Plasmazellen einerseits sowie für feste Zellen vom Typus Fibro-Histiozyten andererseits bestimmt.

Die statistische Analyse erfolgte mit einem Olivetti-Programma-602-Computer und umfaßte die Berechnung Mittelwert und Standardfehler.

3.4.4. Atomabsorption

Für die Atomabsorptionsanalyse wurden die Gewebsproben des Plattenmantels zerkleinert, bei 150° getrocknet, gewogen und in Säure aufgelöst. Die Bestimmung erfolgte mit dem Perkin-Elmer-209-Gerät für Spektralanalyse[7].

---

[7]Die Bestimmungen und Angaben der Spektralanalyse stammen von Fräulein O. POHLER der Firma Straumann, Waldenburg.

3.5. Resultate

Für die Besprechung der Resultate haben wir die Titan/Titan-Kombination als Titan-Monometall bezeichnet. Die Stahl/Stahl-Implantate und die Titan/Stahl-Mischungen wurden dagegen als stahlhaltige Kombinationen zusammengefaßt, da sich zwischen den letzten beiden Gruppen kaum wesentliche Unterschiede ergaben. Je nach Heilverlauf haben wir zudem zwischen primären und sekundären Heilungen unterschieden.

3.5.1. Makroskopischer Aspekt

3.5.1.1. Kapseldicke des Plattenmantels

11 von 16 (69%) Fällen mit Titan-Monometall und Primärheilung zeigten einen zarten, transparenten Weichteilmantel gegenüber 15 von 41 (37%) Proben der stahlhaltigen Kombinationen.

Die Sekundärheilungen waren dagegen unabhängig vom Werkstoff durchwegs von einer undurchsichtigen (verdickten) Bindegewebskapsel überdeckt.

3.5.1.2. Verfärbungen des Plattenmantels

Gewebsverfärbungen fanden sich meist nahe der Schraubenköpfe, bzw. Plattenbohrungen (Abb. 15). Im Vergleich zu den Titan-Monometallen hinterließen die stahlhaltigen Kombinationen im allgemeinen ausgeprägtere Veränderungen. Bei näherer Betrachtung imponierten diese Verfärbungen im Falle der stahlhaltigen Implantate als aufgelagerte Inkrustationen, bei Titan-Monometall hingegen als homogene Gewebsimprägnationen.

Ein Fehlen jeglicher Verfärbungen am ganzen Plattenmantel (Abb. 16a) wurde bei Primärheilung in 1/3 der Titan-Monometallfälle und nur knapp 1/10 der stahlhaltigen Kombinationen beobachtet. Alle übrigen Gewebsproben der primär verheilten Osteosynthesen zeigten im Bereiche einzelner Schraubenköpfe umschriebene Farbränder (Abb. 16b).

Alle Sekundärheilungen zeigten intensivere und ausgedehntere Weichteilverfärbungen als die primär verheilten Frakturen. Die Titan-Monometall-Implantate hinterließen dabei im Vergleich zu den stahlhaltigen Kombinationen besonders starke und diffus über den ganzen Plattenmantel verteilte Grauverfärbungen (Abb. 16c).

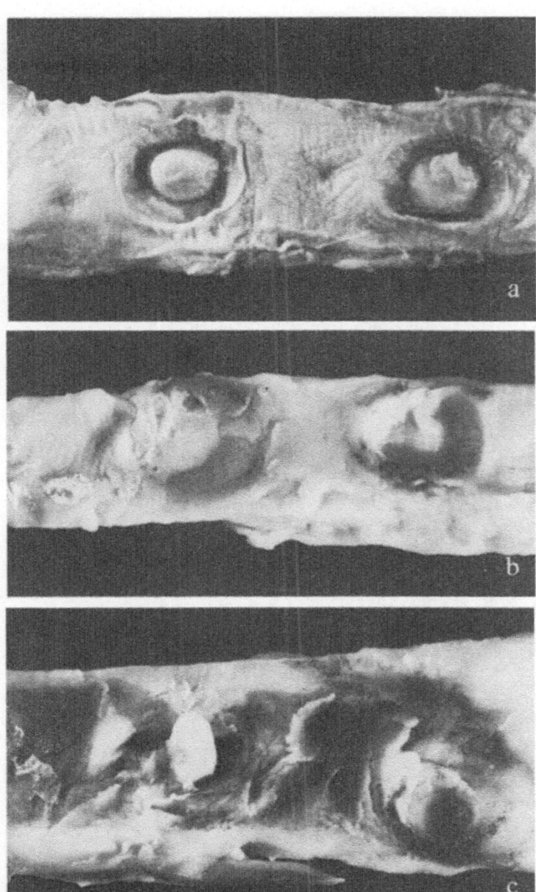

Abb. 16 a-c. Makroskopische Befunde der Gewebsproben. (a) Plattenmantel ohne sichtbare Metallablagerung (Titan/Stahl, Primärheilung). Die Abklatschprofile entsprechen genau den Schraubenköpfen samt Imbus. (b) Plattenmantel mit ringförmiger Braunverfärbung um einzelne Schraubenköpfe (Titan/Stahl, Sekundärheilung). Derartige Verfärbungen fanden sich fast ausschließlich bei stahlhaltigen Kombinationen. Gelockerte Schrauben hinterließen stärkere Verfärbungen als festsitzende. (c) Plattenmantel mit diffuser Grauverfärbung der ganzen Kontaktfläche mit dem Implantat, wie er für Titan/Titan mit Sekundärheilung typisch ist

3.5.2. Histologische Befunde

Der Plattenmantel bestand histologisch aus einem mehr oder weniger dichten Bindegewebe (Abb. 17). Entsprechend dem makroskopischen Aspekt fanden sich je nach Heilungsart und Implantatbeschaffenheit Unterschiede in der Gewebsstruktur (Faser- und Kapillardichte), in der Zellpopulation (Plasmazellen, Lymphozyten und Riesenzellen) sowie in der Partikelmenge.

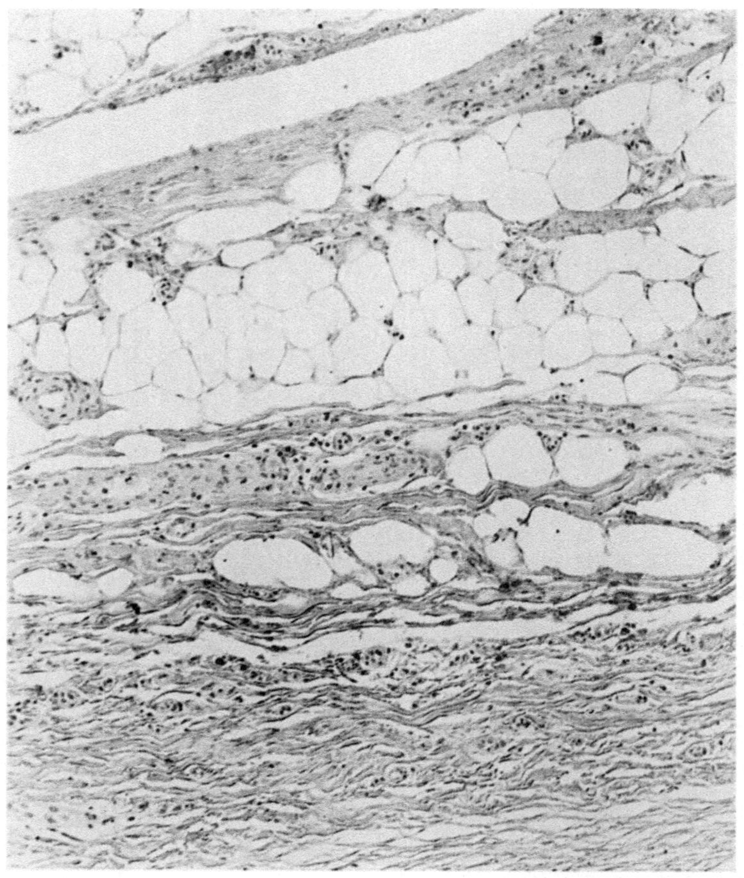

Abb. 17. Zarte, durchsichtige Weichteilkapsel aus lockerem Bindegewebe (Titan/Titan, Primärheilung, Turnbull-Blau-Färbung, Vergrößerung 100 x). Eisenhaltige Farbniederschläge wurden intrazellulär in großer Zahl angetroffen, dagegen keine Titanpartikel (vgl. Atomabsorption 3.5.4.)

3.5.2.1. Plasmazell- und Lymphozyteninfiltrate

Regelmäßig verteilte perivaskulär und interstitiell gelegene Zellinfiltrate (Plasmazellen und Lymphozyten) wurden bei den Titan-Monometallen im Vergleich zu den stahlhaltigen Kombinationen wesentlich seltener (3 von 21 Fällen) und unabhängig von der Heilungsart angetroffen (Tabelle 7). Bei den stahlhaltigen Kombinationen fanden sich dagegen in nahezu der Hälfte der Fälle (24 von 54) und speziell bei Sekundärheilung vermehrt Plasmazellen und Lymphozyten.

Tabelle 7. Zelluläre Reaktion (Plasmazellen und Lymphozyten) im menschlichen Plattenmantel in Beziehung zur Implantatkombination und Frakturheilung

Vorkommen von Plasma-Lymphozyten-Infiltraten (vereinzelt/vermehrt) in Beziehung zur Frakturheilung (Primär-/Sekundärheilung)

Metallkomb.	Primärheilung	vereinz./vermehrt	Sekundärheilung	vereinz./vermehrt
Titan/Stahl	n = 28	16 : 12	n = 10	5 : 5
Titan/Stahl	n = 16	15 : 1	n = 5	3 : 2
Stahl/Stahl	n = 13	9 : 4	n = 3	0 : 3
Total	n = 57	40 : 17	n = 18	8 : 10

3.5.2.2. Riesenzellen

Mehrkernige Riesenzellen waren bei den Titan-Monometallen in keinem Präparat zu sehen, bei den stahlhaltigen Implantaten in rund der Hälfte der Fälle.

3.5.2.3. Farbpartikel

Kleine, braune, eisenhaltige, intrazellulär gelegene Niederschläge fanden sich bei allen Metallkombinationen mit primärer Heilung. Das Gewebe schien nicht zu reagieren (Abb. 17). Größere, braune, extrazellulär gelegene Depots wurden demgegenüber nur bei Sekundärheilungen unter stahlhaltigen Osteosynthesen angetroffen. Hier fand eine Abkapselung des Fremdkörpers statt.

Schwarze Partikel verschiedener Größe, interstitiell oder intrazellulär gelegen, wurden ebenfalls bei allen drei Implantatkombinationen angetroffen. Die ausgeprägteste Gewebedurchsetzung mit schwarzen Partikeln wies die Sekundärheilung mit Titan-Monometallen auf (Abb. 18), wobei wiederum die Reaktionslosigkeit der vitalen Fremdkörperumgebung beeindruckte.

3.5.3. Morphometrische Auswertung

Bei dieser quantitativen Analyse wurden in bezug auf die mobilen Zellformen vom Typus Lymphozyten und Plasmazellen sowie auf die festen Zellen vom Typus Fibro- und Histiozyten folgende Resultate gefunden:
Die mobilen Elemente waren zahlenmäßig (N_A) bei den stahlhaltigen Kombinationen 6-7 mal häufiger anzutreffen als bei den Titan-Monometallen (Abb. 19). In Hinsicht der Kerngrößen dieser Zellgruppe (A_A/N_A) zeigten die Titan-Monometalle um 2/3 kleinere Kerne als die stahlhaltigen Kombinationen (LIMACHER, 1974). In der Gruppe der festen Zellen fielen die Stahl/Stahlkombinationen durch eine besonders tiefe Zellzahl (N_A) auf (Abb. 19), und in bezug auf die Kerngröße (A_A/N_A) wiesen die beiden stahlhaltigen

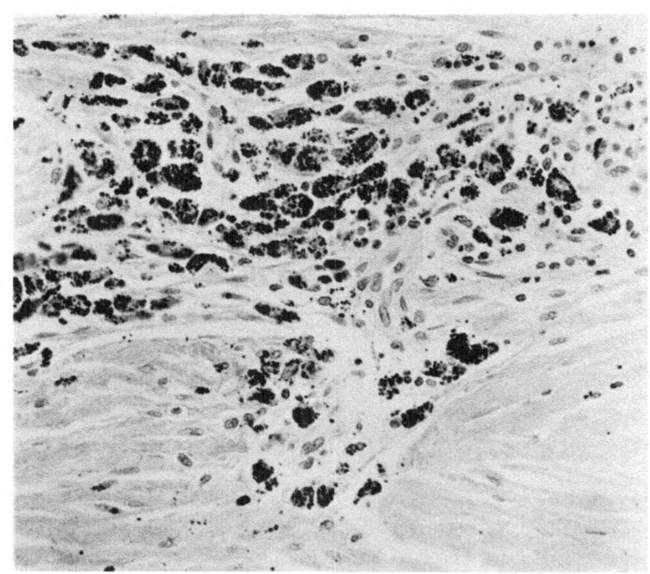

Abb. 18. Diffuse Gewebsdurchsetzung mit großen, vitalen Zellen, die phagozytierte, schwarze Partikel enthalten. Auch hier fehlt jede entzündliche Reaktion (Titan/Titan, Sekundärheilung, HE, Vergrößerung 250 x)

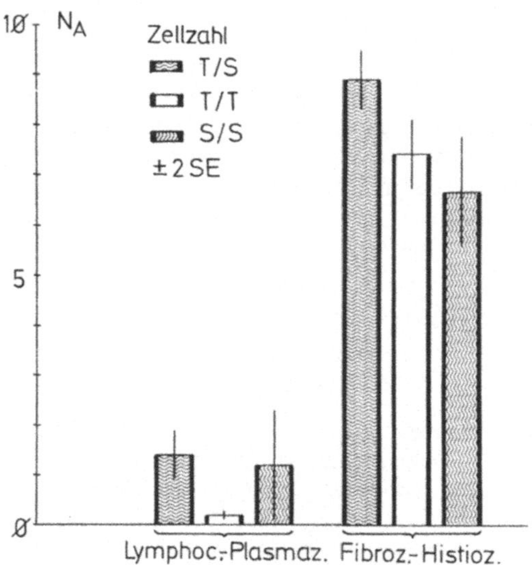

Abb. 19. Durchschnittliche Zellzahl (N_A) mobiler Zellen (Lymphozyten und Plasmazellen) sowie fester Zellen (Fibrozyten und Histiozyten) in bezug auf die 3 Metallkombinationen: T/S = Titan / Stahl, T/T = Titan/Titan, S/S = Stahl/Stahl. (Morphometrische Auswertung)

Kombinationen kleinere Kerne als die Titan-Monometall-Fälle auf. Die kleine Zahl der Sekundärheilungen erlaubte keine vernünftige Aufteilung der Resultate in Relation zur Heilungsart.

3.5.4. Metallgehalt der Gewebe

Bei den Stahl/Stahl-Implantaten (S/S) fand sich vor allem in bezug auf das Chrom eine eindeutige Beziehung zwischen Metallgehalt und Verfärbungsgrad der Gewebe. Eine weniger ausgesprochene Parallele konnte auch für Eisen - vorwiegend bei den Sekundärheilungen - gefunden werden, während die Nickelkonzentrationen stark schwankten (Abb. 20).

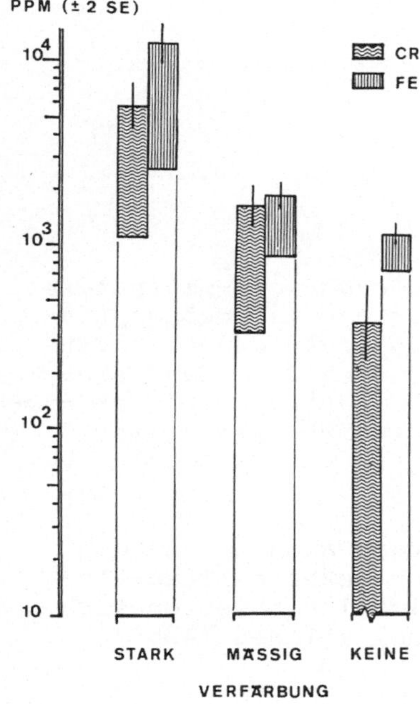

Abb. 20. Metallgehalt der Gewebe bei Stahl-Stahl—Implantaten. Abszisse: Metallgehalt an Chrom und Eisen in ppm (Atomabsorption; logarithmischer Maßstab). Ordinate: Makroskopische Gewebsverfärbung: stark, mäßig, keine. Der Chromgehalt zeigte eine deutliche Beziehung zum Verfärbungsgrad der Gewebe, Eisen weniger ausgesprochen. Nickel wurde in recht unterschiedlichen Mengen und ohne jede Korrelation zur Verfärbung angetroffen

Die Titan-Monometall-Proben (T/T) zeigten die erwartete Relation zwischen Metallgehalt und Gewebsverfärbungen, aber auch einen im Vergleich mit den Kontrollwerten leicht erhöhten Eisengehalt, während Chrom und Nickel nie nachgewiesen wurden (Abb. 21).

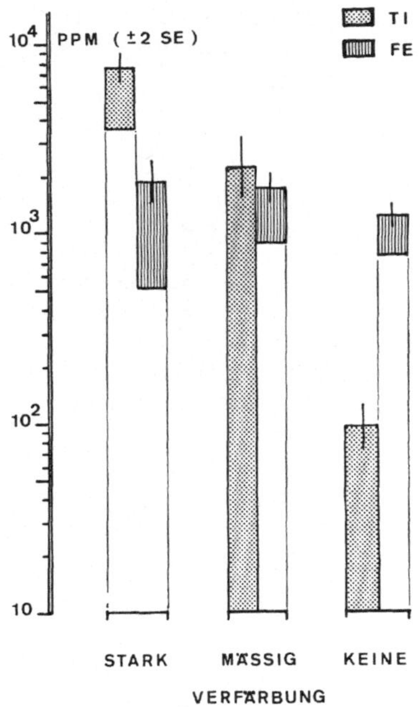

Abb. 21. Metallgehalt der Gewebe bei Titan-Monometall-Implantaten. Abszisse: Metallgehalt an Titan und Eisen in ppm.(Atomabsorption; logarithmischer Maßstab). Ordinate: Makroskopische Gewebsverfärbung: stark, mäßig, keine. Bei den Titan-Monometallen fand sich erwartungsgemäß eine Korrelation zwischen Verfärbungsgrad der Proben und Metallgehalt an Titan. Eisen wurde in praktisch allen Biopsien in ähnlicher Menge festgestellt

Die Metallmischung von Titan/Stahl (T/S) ergab auch bei hohem Verfärbungsgrad nur sehr niedrige oder nicht meßbare Titan-Konzentration (< 1000ppm). Chrom, Eisen und Nickel verhielten sich dagegen ähnlich wie bei den Stahl/Stahl-Kombinationen (Abb. 22).

3.6. Diskussion

Die Kombination von Titanplatten mit Stahlschrauben hat bei mehr als 500 Patienten weder klinisch noch radiologisch Nachteile gezeigt. Diese - auch im Vergleich mit den reinen Stahl- und reinen Titanimplantaten - günstigen Erfahrungen wurden durch die Resultate der Gewebsbiopsien des Weichteilmantels weitgehend bestätigt, während die Beziehung zwischen Streßprotektion und Knochenumbau zur Zeit geprüft wird. Wie im Tierexperiment verhielt sich die Metallmischung auch beim Menschen nicht schlechter als der unedlere Partner der beiden, d.h. wie der bewährte rostfreie Stahl.

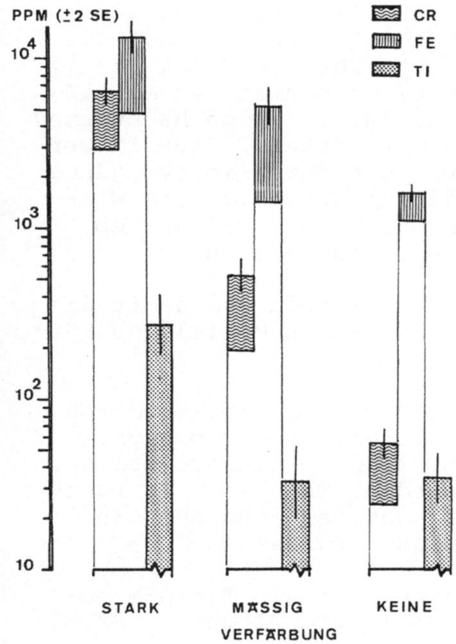

Abb. 22. Metallgehalt der Gewebe bei Titan-Stahl-Kombinationen. Abszisse: Metallgehalt an Chrom, Eisen und Titan in ppm. (Atomabsorption; logarithmischer Maßstab). Ordinate: Makroskopische Gewebsverfärbung: stark, mäßig, keine. Entsprechend der Korrosion des rostfreien Stahls fanden sich in bezug auf Chrom und Eisen ähnliche Verhältnisse wie bei den Stahl-Stahl Analysen. Titan wurde bei allen Verfärbungsgraden in ausgesprochen geringen Mengen (< 1000 ppm) angetroffen

Sowohl der Aspekt der Metallablagerung um die Schraubenköpfe als auch die Bestimmung des Metallgehaltes haben gezeigt, daß bei den Titan-Stahl-Mischungen vorwiegend die Schrauben aus Stahl der Korrosion unterlagen. Dies war besonders eindrücklich im Falle von stärkeren Gewebsverfärbungen bei den Sekundärheilungen. Der Verfärbungsgrad des Plattenmantels stand dabei in direktem Zusammenhang vor allem zum Chromgehalt der Gewebe, während für Eisen die Korrelation nicht so deutlich ausfiel. Diese Beobachtung wurde unseres Wissens bisher noch nicht beschrieben und hängt möglicherweise mit der schlechteren Löslichkeit der Korrosionsprodukte von Chrom im Vergleich zu Eisen und Nickel zusammen. Die Ansammlung von Chrom und seiner Korrosionsprodukte in unmittelbarer Implantatnähe dürfte auch für die neuerdings diskutierten Auswirkungen der Metalle auf immunologische Geschehen von Bedeutung sein.

In bezug auf den für die Titan-Monometalle typischen Metallabrieb, der bei den Sekundärheilungen regelmäßig zu starker, schwarzer Gewebsimprägnation führte, darf man von einer Schutzwirkung des Stahls gegenüber Titan sprechen. SCALES et al. (1959) haben Platten und Schrauben aus "weichem" mit solchem aus "hartem" Stahl kombiniert und fanden dabei im Vergleich zu den ungemischten Stahlimplantaten einen weniger ausgeprägten Metallabgang, bzw. eine weniger ausgeprägte Korrosion. Dies wurde nicht zuletzt auf die Unterschiede in der Werkstoffhärte zurückgeführt. SCHOLES (1971) dagegen sieht im Größenverhältnis der zwei verschiedenen Metalloberflächen zueinander (d.h. von Anode zu Kathode) den Hauptgrund für eine "Schutzwirkung" bzw. Korrosionsverstärkung. Eine im Vergleich zur Kathode große Anode soll dabei die Korrosionsvorgänge stark vermindern. Ob in unserer Serie die unterschiedliche Werkstoffhärte oder ob elektrochemische Vorgänge den Metallabrieb zwischen Titan und Stahl bestimmten, bleibt abzuklären.

Praktisch gesehen darf man Titan und Stahl mischen und damit die gewünschten mechanischen Eigenschaften der beiden Metalle ausnützen.

Bei den Titan/Titan-Kombinationen konnte der Metallabrieb durch die Titan-Oxydschicht von 1000 Å gegenüber den früheren nicht anodisch oxydierten Titanformen (EHRSAM, 1970) besonders bei den Primärheilungen weitgehend eliminiert werden. Ob die im Tierversuch besonders günstige 2000 Å dicke Titanoxydschicht auch in der Klinik besser sein wird, ist noch nicht erwiesen.

Von der Gewebsreaktion her gesehen zeigten sich die Titan-Monometalle auch beim Menschen als günstiger als die Titan-und Stahl-Kombinationen.

4. Zusammenfassung

Die Mischung von Titanplatten mit Stahlschrauben erwies sich für die Klinik insofern von Interesse, als bei gleicher Festigkeit eine elastischere Platte zur Verfügung stand und gleichzeitig das Risiko von Schraubenbrüchen geringer schien. Im Tierversuch und in der nachfolgenden Studie am Menschen wurden die Vor- und Nachteile der Titan/Stahl-Kombination untersucht.

Der Metallgehalt der Gewebe (Mensch) zeigte, daß bei der Titan/Stahlmischung nur der Stahl korrodiert und praktisch kein Titanabrieb auftritt. Bei der morphometrischen Auswertung der histologischen Schnitte (Tierversuch) zeigte die Metallmischung ein ähnliches Verhalten wie Stahl allein. In bezug auf die Gewebsverträglichkeit war hingegen Titan-Monometall signifikant besser. Bei den Titan-Monometall-Implantaten konnte der Metallabrieb dank der Oxydschicht deutlich verringert werden, wobei sich die 2000 Å dicke Rutilschicht besser als 1000 Å dicke Schicht zeigte. Eine deutliche Beziehung zwischen Verfärbungsgrad und Chromgehalt der Gewebe wurde im Falle stahlhaltiger Kombination festgestellt.
Die Sekundärheilungen führten, verglichen mit den Primärheilungen, unabhängig vom Implantatmaterial, zu einer deutlich höheren Metallbelastung der Gewebe. Da, wo die Vorteile des Titans als notwendig erachtet werden und auf die Festigkeit der Stahlschrauben nicht verzichtet werden will, erscheint die Mischung der beiden Metalle möglich und ungefährlich.

5. Literaturverzeichnis

ALLGÖWER, M., MÜLLER, M.E., SCHENK, R., WILLENEGGER, H.: Biomechanische Prinzipien bei der Metallverwendung am Knochen. Langenbecks Arch.Chir. 315, 1 (1963).

ALLGÖWER, M.: The healing of osseous tissue. Healing of clinical fractures of the tibia. C. Rigid internal fixation. Nat.Acad.Sci.-Nat.Res.Council 81-89 (1967)

ALLGÖWER, M., EHRSAM, R., GANZ, R., MATTER, P., PERREN, S.M.: Clinical experience with a new compression plate "DCP". Acta orthop.scand. Suppl. 125, 43 (1969).

ALLGÖWER, M., PERREN, S., MATTER, P.: A new Plate for Internal fixation. The Dynamic Compression Plate (DCP). Injury 2, 40-47 (1970).

ALLGÖWER, M.: Weichteilprobleme und Infektionsrisiko der Osteosynthese. Langenbecks Arch.Chir. 329,1128 (1971).

ALLGÖWER, M., PERREN, S.M., RÜEDI, Th.: Biophysikalische Aspekte der normalen und der heilenden Knochencorticalis. Langenbecks Arch.Chir. 328, 109 (1971).

ALLGÖWER, M.: Unfallchirurgie. Langenbecks Arch.Chir. 332, 51-6o (1972).

ALLGÖWER, M., KINZL, L., MATTER, P., PERREN, S.M., RÜEDI, Th.: Die Dynamische Kompressionsplatte DCP. Berlin-Heidelberg-New York: Springer 1973.

ALLISON, A.C.: Lysosomes and cancer. In: Lysosomes in Biology and Pathology (J.T. DINGLE, H.B. FELL, Eds.), Vol. 2,p. 178-204. Amsterdam-London: North-Holland Publ. 1969.

BAEYER VON, H.: Fremdkörper im Organismus. Einheilung. Beitr. klin.Chir. 58, 1-120 (1908).

BAGBY, G.W., JANES, J.M.: The effect of compression on the rate of fracture healing using a special plate. Amer.J.Surg. 95, 761 (1958).

BASSETT, C.A.L., HERRMANN, J.: Influence of oxygen concentration and mechanical factors of differentiation of connective tissue in vitro. Nature 190, 460 (1961).

BASSETT, C.A.L., BECKER, O.: Generation of electrical potentials in bone in response to mechanical stress. Science N.Y. 137, 1063-1064 (1962).

BECHTOL, Ch.O., FERGUSON, A.B., LAING, P.G.: Metals and Engineering in Bone and Joint Surgery. Baltimore: Williams and Wilkins 1959.

BEDER, O.E., EADE, G.: An investigation of tissue tolerance to titanium metal implants in dogs. Surgery 39, 470-473 (1956).

BENNINGHOFF, A.: Funktionelle Kernschwellung und Kernschrumpfung. Anat.Nachr. 1, 50-52 (1949).

BERG, S., EMNEUS, H.: Some aspects on titanium as an implant material. Publ. Aug. 1967

BOTHE, R.T., BEATON, L.E., DAVENPORT, H.A.: Reaction of bone to multiple metallic implants. Surg.Gynec.Obstet. 71, 598-602 (1940).

BOWDEN, F.P., WILLIAMSON, J.B.P.: Metallic transfer in screwing and its significance in bone surgery. Nature 172, 520-22 (1954).

BOWDEN, F.P., WILLIAMSON, J.B.P., LAING, P.G.: The significance of metallic transfer in orthopedic surgery. J.Bone Jt.Surg. 37-B, 676-690 (1955).

BRETTLE, J., HUGHES, A.N., JORDAN, B.A.: Metallurgical aspects of surgical implant materials. Injury 2, 225-234 (1971).

BRENNWALD, J., PERREN, S.: Bestimmung der Knochendehnung in vitro und in vivo nach Plattenosteosynthese. Langenbecks Arch.Chir., Forum: 39-41 (1972).

BROWNING, E.: Toxicity of Industrial metals. 2nd Ed. London: Butterworths 1969.

BRUSSATIS, F., MÜLLER, M.E.: Metallbeschaffenheit und Korrosionserscheinungen an Platten und Schrauben. Langenbecks Arch.Chir. 305, 15-21 (1963).

BRUSSATIS, F., NONHOFF, J.: Metallkundliche Untersuchungen der bei Osteosyntheseoperationen verwendeten Implantate. Arch.orthop. Unfall-Chir. 62, 64-85 (1967).

BUCHER, O.: Zum Problem der Amitose. In: Handbuch der allg. Pathologie. Der Zellkern. S. 626-699. Berlin-Heidelberg-New York: Springer 1971.

BÜCHNER, F.: Allgemeine Pathologie. S. 49-50. München-Berlin: Urban u. Schwarzenberg 1962.

BURKHARDT, R.: Farbatlas der klinischen Histopathologie von Knochenmark und Knochen. Berlin-Heidelberg-New York: Springer 1970.

BURRI, C., WILLENEGGER, H., HENKEMEYER, H., KINZL, L., KUNER, E.H., LUSSER, G., MEIER, St., PÄSSLER, H.H., RITTMANN, W.W., RUEDI, Th., SCHENK, R., SCHWEIBERER, L., WOLTER, D.: Posttraumatische Osteitis. Bern-Stuttgart-Wien: Huber 1973.

CAHON, J.R., PAXTON, H.W.: Metallurgical analyses of failed orthopedic implants. J.biomed.Mater.Res. 2, 1-22 (1968).

CAHON, J.R., PAXTON, H.W.: A metallurgical Survey of Current Orthopedic Implants. J.biomed.Mater.Res. 4, 223-244 (1970).

CAMPELL, J.P.: Use of Titanium. J.Bone Jt Surg. 53-B, 341-349 (1971).

CLARKE, E.G.C., HICKMANN, J.: An investigation into the correlation between the electrical potentials of metals and their behaviour in biological fluids. J. Bone Jt Surg. 35-B, 467-473 (1953)

COHEN, J.: Corrosion testing of orthopedic implants. J.Bone Jt Surg. 44-A, 307-316 (1962).

COHEN, J.: Performance and failure in performance of Surgical Implants in Orthopedic Surgery. J.Mater. 1, 354-365 (1966).

COHEN, J., WULFF, J.: Clinical failure caused by corrosion of a vitallium Plate. J.Bone Jt Surg. 54-A, 617-628 (1972).

COLANGELO, V.J., GREENE, N.D., KETTELKAMP, D.B., ALEXANDER H., CAMPELL, C.J.: Corrosion Rate measurements in vivo. J.biomed. Mater.Res. 1, 405-414 (1967).

CONTZEN, H.,STRAUMANN, F., PASCHKE, E.: Grundlagen der Alloplastik mit Metallen und Kunststoffen. Stuttgart: Thieme 1967.

CULMANN, C.: Die graphische Statik, Zürich 1866.

CURRAN, R.C., CODLING, B.W.: The Cellular Basis of Pathology. In: The pathological Basis of Medicine (CURRAN, R.C. HARNDEN, D. G. Eds.), p. 1-27. London: Heinemann 1972.

DANIS, R.: Théorie et pratique de l'ostéosynthèse. Paris: Masson 1947.

DUBE, V.E., FISHER, D.E.: Hemangioendothelioma of the leg following metallic fixation of the tibia. Cancer 30, 1260-1266 (1972).

DÜRR, W., BUMM, H.W., HELMS, R.: Über Allenthesen zur operativen Behandlung von Frakturen im Bereich des Trochantermassivs. Chirurg 36, 165-175 (1965).

EHRSAM, R.: Die dynamische Kompressionsplatte aus Titan. Dissertation, Basel 1970.

EMNEUS, H.: Comparison between biological essays and the ferroxyl test for studying corrosion of experimental metal implants. Acta orthop.scand.Suppl. 44a, 1-15 (1960).

EMNEUS, H.: Experimental investigation of corrosion of stainless steels used in bone surgery. Acta orthop.scand.Suppl. 44-b, 1-62 (1961).

EMNEUS, H., STENRAM, V.: Metal implants in the human body. Acta orthop.scand. 36, 115-126 (1965).

FABER, G., HUGI, W., KÖNIGER, M.: L'utilisation de la microsonde dans la recherche industrielle. Rev.Brown Boveri 53, 100-104 (1966).

FERGUSON, A.B., LAING, P., HODGE, E.S.: The ionization of metal implants in living tissue. J.Bone Jt Surg. 42-A, 77-90 (1960).

FERGUSON, A.B., AKAHOSHI, Y., LAING, P.G., HODGE, E.S.: Characteristics of Trace Ions Released from Embedded Metal Implants in the Rabbit. J.Bone Jt Surg. 44-A, 326-336 (1962).

FINK, C.G., SMATKO, J.S.: Bone fixation and the corrosion resistance of stainless steels to the fluids of the human body. J. Elektrochem.Soc. 94, 271-277 (1948).

FROST, H.M.: The physiology of cartilaginous fibrous, p. 58-63. Springfield Ill.: Thomas 1972.

FUKADA, E., YASUDA, J.: On the piezo-electric effect of bone. J.phys.Soc.Japan 12, 1158 (1957).

GALEAZZI, G.: Experimentelle Untersuchungen zur intraoperativen Druckveränderung bei der Plattenosteosynthese. Inaugural-Dissertation, Basel 1972.

GREENE, N.D.: Predicting behaviour of corrosion resistant alloys by potentiostatic polarisation methods. Corrosion 18, 136-142 (1962).

GREENE, N.D., LEONARD, R.B.: Comparison of potentiostatic anodic polarisation methods. Electrochem.Acta 9, 45-54 (1964).

GREENE, N.D., JONES, D.A.: Corrosion of Surgical implants. J. Mater. 1, 345-352 (1966).

GUMMICH, M.: Über die Korrosion an Implantaten. Dissertation Univ. Köln 1967.

HAAG, E.: Sprengwirkung von Knochenschrauben. Dissertation, Bern 1974.

HAGMANN, R.: Vergleichende Untersuchungen über die reaktive Knochenbildung nach intrafemoraler Implantation von Metallschrauben bei der Ratte. Acta.anat. 64, 311-326 (1966).

HAHN, H., PALICH, W.: Preliminary evaluation of porous metal surfaced titanium for orthopedic implant. J.biomed.Mater.Res. 4, 571-577 (1970).

HEATH, J.C., FREEMANN, M.A.R., SWANSON, S.A.V.: Carcinogenic properties of wear particles from prosthesis made in cobald-chromium alloy. Lancet 1971 I, 564-566.

HENSCHEN, C., GERLACH, W.: Spektrographische Untersuchungen über die von metallischen FK (Allenthesen) ausgehende Metallosen der Gewebe, bes. Knochen. Zbl.Chir. 61, 828-837 (1934).

HICKS, J.H.: Pathological effects from surgical metal. In: Modern trends in surgical materials (Leon Gillis,Ed.). London: Butterworth 1958.

HICKS, J.H., CATER, W.H.: Minor reactions due to modern metal. J.Bone Jt Surg. 44-B, 122-128 (1962).

HICKS, J.H.: High rigidity in fractures of the tibia. Injury 3, 121-132 (1971).

HIERHOLZER, G., REHN, J.: Die posttraumatische Osteomyelitis. Stuttgart-New York: Schattauer 1970.

HILLE, G.H.: Titanium for surgical Implant. J.Mater. 1, 373-383 (1966).

HOAR, T.P., MEARS, D.C.: Corrosion-resistant alloys in chloride solutions: Material for surgical implants. Proc.roy.Soc.Med. 59, 486-51o (1966).

HOMSY, Ch.A.: Bio-Compatibility in selection of materials for implantation. J.biomed.Mater.Res. 4, 341-356 (1970).

HULLIGER, L., POHLER, O., STRAUMANN, F.: Einfluß einiger reiner Metalle auf das Wachstum von Kaninchenfibrozyten in Gewebskulturen. Z.ges.exp.Med. 144, 145-156 (1967).

HUTZSCHENREUTER, P., PERREN, S.M., STEINEMANN, S., GERET, V., KLEBL, M.: Some effects of rigidity of internal fixation on the healing pattern of osteotomies. Injury 1, 77-81 (1969).

HUTZSCHENREUTER, P.: Beschleunigte Einheilung von allogenen Knochentransplantaten durch Präsensibilisierung des Empfängers und stabile Osteosynthese. Langenbecks Arch.Chir. 331, 321-343 (1972).

JOHNSSON, R.J., HEGYELI, A.F.: Tissue culture techniques for screening of prosthetic materials. Ann. N.Y. Acad.Sci. 146, 66-76 (1968).

KEY, J.A.: Stainless steel and vitallium in internal fixation of bone. Arch.Surg. 43, 615-626 (1941).

KNÖFLER, E.W.: Die biomechanischen Induktionen bei der Knochenbruchbehandlung. Z.Orthop. 104, Beilageheft (1967).

KÖNIG, F.: Operative Chirugie der Knochenbrüche. Berlin: Springer 1931.

KROMPECHER, St.: Die Knochenbildung. Jena: Fischer 1937.

KÜNTSCHER, G.: Einführung in die Marknagelung. J.int.Chir. 11, 85 (1951).

LAING, P.G.: The significance of metallic transfer in the Corrosion of orthopedic screws. J.Bone Jt Surg. 40-A, 853-869 (1958).

LAING, P.G., FERGUSON, A.B., HODGE, E.B.: Spectrochemical determination of trace metals in normal situated muscle in the rabbit. J.Bone Jt Surg. 41-A, 737-744 (1959).

LAING, P.G., FERGUSON, A.B., HODGE, E.S.: Tissue reaction in rabbit muscle exposed to metallic implants. J.biomed.Mater.Res. 1, 135-149 (1967).

LAMBOTTE, A.: Les débits de L'osteosynthése en Belgique. Ed. Société Belge de chirurgie orthoped. et de Traumatologie 1921-1971, Bruxelles (1971).

LANE, W.A.: The operative treatment of fractures. London: The Medical Publishing Co. 1914.

LEVENTHAL, G.S.: Titanium a Metal for Surgery. J.Bone Jt Surg. 33-A, 473-474 (1951).

LEVENTHAL, G.S.: Titanium for femoral head prosthesis. Amer. J. Surg. 94, 735-740 (1966).

LIMACHER, F.: Morphometrische Untersuchungen zum Problem der Gewebeverträglichkeit von Metallimplantaten beim Menschen. Dissertation, Basel 1974.

LITTLE, K.: Bone behaviour. London-New York: Academic Press, 1972.

LÜDINGHAUSEN, V.M., MEISTER, P., PROBST, J.: Osteosynthese und Metallose. Med. Welt 21/44, 1913-1916 (1970).

LÜDINGHAUSEN, V.M., MEISTER, P., ROSSMANN, E., GÜCKEL, W.: Spektralanalytische und radiochemische Untersuchungen bei Metallose Verh. dtsch. Ges. Path. 54, 414-416 (1970).

McDOUGALL, A.: Malignant tumor at site of bone plating. J.Bone Jt Surg. 38-B, 709 (1956).

McKEE, G.K.: Symposium: The use of metal in bone surgery. Proc. roy. Soc. Med. 50, 837-840 (1957).

MEACHIM, G., WILLIAMS, D.F.: Changes in non osseous tissue adjacent to titanium implants. J.biomed.Mater.Res. 7, 555-572 (1973).

MEARS, D.C.: Electron-probe microanalysis of tissue from implant area. J.Bone Jt Surg. 48-B, 567-576 (1966).

MENEGAUX, G., ODIETTE, D.: L'ostéosynthèse du point de vue biologique. L'influence de la nature du métal. Paris: Masson 1936.

MITAL, M., COHEN, J.: Toxicity of metal particles in tissue culture. Part II. A new assay method using cell currents in the lag phase. J.Bone Jt.Surg. 50-A, 547-556 (1968).

MÜLLER, J.: Beitrag zur Primärheilung von Schaftprothesen beim Menschen. Anat. Anz. 120, 599-602 (1967).

MÜLLER, M.E., ALLGÖWER, M., WILLENEGGER, H.: Technik der operativen Frakturbehandlung. Berlin-Heidelberg-New York: Springer 1969.

MÜLLER, M.E., PERREN, S.M.: Callus und primäre Knochenheilung. Mschr.Unfallheilk. 75, 442-454 (1972).

NICOLE, R.: Metallschädigung bei Osteosynthesen. Helv.Chir.Acta 14, Suppl.III (1947).

OPPENHEIMER, B.S., OPPENHEIMER, E.T., DANISHEFSKY, J., STOUT, A.P.: Carcinogenic Effect of Metals in Rodents. Cancer Res. 16, 439-441 (1956).

PAPPAS, A.M., COHEN, J.: Toxicity of metal particles in tissue culture (Part I). A new assay method using cell currents in the phase of replication. J.Bone Jt.Surg. 50-A, 535-556 (1968).

PERREN, S.M., ALLGÖWER, M., CORDEY, J., RUSSENBERGER, M.: Developments of Compression Plate Techniques for Internal Fixation of Fractures. Progr.Surg. 12, 152-179 (1973).

PERREN, S.M., HUGGLER, A., RUSSENBERGER, M., SCHENK, R., WILLENEGGER, H., MÜLLER, M.E.: Cortical bone healing. Acta orthop.scand. Suppl. 125, 1-63 (1969).

PETERSEN, P., EMNEUS, H.: The ferroxyle test as a general test of the corrosiveness of surgical appliances made form stainless steel or co-based alloys of stellite type, namely vitallium and neutrilium. Acta orthop.scand. 29, 331-340 (1960).

POLAK, L., TURK, J.L., FREY, J.R.: Studies on Contact Hypersensitivity to chromium Compounds. Progr.Allergy 17, 145-226 (1973).

PORTER, C.C.: Chemical Mechanism of Drug Action. Springfield Ill.: Thomas 1970.

POURBAIX, M.: Ein Vergleich zwischen den Ergebnissen der elektrochemischen Korrosionsprüfmethoden und dem Verhalten der Werkstoffe in der Praxis. Werkstoffe und Korrosion 10, 821-835 (1964).

PULS, P.: Morphologische Befunde beim Einbau von Schrauben in den Knochen nach operativer Frakturbehandlung. Langenbecks Arch.Chir. 320, 34-49 (1968).

RAHN, B.A., PERREN, S.M.: Calcein blue as a fluorescent label in bone. Experientia 26, 519 (1970).

RAHN, B.A., PERREN, S.M.: Xylenol orange a fluorochrome useful in polychrome sequential labelling of calcifying tissues. Stain Techn. 46, 125 (1971).

RAHN, B.A., PERREN, S.M.: Alizarinkomplexon - Fluorochrom zur Markierung von Knochen - und Dentinanbau. Experientia 28, 180 (1972).

RAHN, B.A., GALLINARO, P., BALTENSPERGER, A., PERREN, S.M.: Primary bone healing. J.Bone Jt Surg. 53-A, 783-786 (1971).

REVIE, R.W., GREENE, N.D.: Comparison of the in vivo and in vitro corrosion of 18-8 stainless steel and titanium. J.biomed. Mater.Res. 3, 465-470 (1969).

RHINELANDER, F.W.: Microangiography in Bone Healing. J.Bone Jt Surg. 44-A, 1273-1298 (1962).

RIEDE, U.N., RÜEDI, Th., ROHNER, Y.L.E., PERREN, S.M., GUGGENHEIM, R.: Quantitative und morphologische Erfassung der Gewebereaktion auf Metallimplantate. Arch.orthop.Unfall-Chir. 78, 192-215 (1974).

RITTMANN, W.W.: Corticale Knochenheilung nach Osteosynthese und Infektion (Biomechanik und Biologie). Habilitationsschrift. Basel 1974.

ROHNER, Y.: Morphometrische und morphologische Untersuchungen zum Problem der Gewebeverträglichkeit von Metallimplantaten. Dissertation. Basel 1973.

ROSE, R.N., SCHILLER, A.L., RADIN, E.L.: Corrosion-accelerated Mechanical Failure of a Vitallium Nail-Plate. J.Bone Jt Surg. 54-A 854-862 (1972).

RÜEDI, T.P., BASSETT, C.A.L.: Repair and remodeling in millipore-isolated defects in cortical bone. Acta anat. 68, 509-531 (1967)

RÜEDI, Th.P.: Zur Behandlung der posttraumatischen Osteomyelitis. Zbl.Chir. 97, 1634-1642 (1972).

RÜEDI, Th., ALLGÖWER, M.: Die Frakturheilung nach Osteosynthese im Röntgenbild. Helv.chir.Acta 41, 213-216 (1974).

RUSTIZKY, J.: Untersuchungen über Knochenresorption und Riesenzellen. Virchows Arch.path.Anat. 59, 202-227 (1874).

SCALES, J.T.: Examination von implants removed from patients. J.Bone Jt. Surg. 53-B, 344-346 (1971).

SCALES, J.T., ZAREK, J.M.: Some problems of metals and their transfer in orthopedic Surgery. J.Bone Jt. Surg. 37-B, 527-528 (1955).

SCALES, J.T., WINTER, G.J., SHIRLEY, H.T.: Corrosion of orthopedic implants. Screws, Plates and Femoral nailplates. J.Bone Jt. Surg. 41-B, 810-820 (1959).

SCHENK, R., WILLENEGGER, H.: Zum histologischen Bild der sogenannten Primärheilung der Knochenkompakta nach experimentellen Osteotomien am Hund. Experientia 19, (1963).

SCHENK R., WILLENEGGER, H.: Zur Histologie der primären Knochenheilung. Langenbecks Arch.Chir. 308, 440 (1964).

SCHENK, R.: Zur histologischen Verarbeitung von unentkalkten Knochen. Acta Anat. 60, 3 (1965).

SCHENK, R., WILLENEGGER, H.: Morphological findings in primary fracture healing. Symp.Biol.Hung. z, 75 (1967).

SCHINZ, H.R., ÜHLINGER, E.: Der Metallkrebs. Ein neues Prinzip der Krebserzeugung. Z.Krebsforsch. 52, 425 (1941-42).

SCHOLES, J.R.: Titan im Kontakt mit anderen Metallen. Messen der Korrosionsgefahr. Titanium Progr. 12, 6-7 (1970).

SCOTT, K.T.B.: Work on metallic surgical implants. J.Bone Jt.Surg. 53-B, 341-349 (1971).

SEGMÜLLER, G.: Bone repair amd internal fixation. Progr.Surg. 5, 87 (1966).

SEMLITSCH, M.: Implantatmetalle für Platten, Schrauben, und künstliche Gelenke in der Knochenchirurgie. Sulzer Techn.Rev. 3, 245-255 (1972).

STEINEMANN, S.: Résistance à la corrosion par piqûres de l'acier inoxydable au crome-nickel-molybdène élaboré normalement a haute fréquence et refondu sous laitier électroconducteur. Rev.Metallurgie 65, 651-658 (1968).

STEINEMANN, S., PERREN, S.M.: Gordon Research Conference "Biomaterials Tiltron". Publikation in Vorbereitung (1972).

STERN, M.: A method for determining Corrosion Rates from linear Polarisation Data. Corrosion 14, 440-444 (1958).

STERN, M., GEARY A.L.: Electrochemical Polarization. J.Electrochem.Soc. 104, 56-63 (1967).

STRAUMANN, F., STEINEMANN, S., POHLER, O., WILLENEGGER, H. und SCHENK R.: Neuere experimentelle und klinische Ergebnisse über die Metallose. Langenbecks Arch.Chir. 305, 21-28 (1963).

TÄGER, K.H.: Neue Erkenntnisse aus der Grundlagenforschung der Metallo-Synthese. Beitr.Orthop.Traum. 15, 48-50 (1968).

TRUETA, J.: The role of the vessels in osteogenesis. J.Bone Jt. Surg. 45-B, 402-418 (1963).

TSCHERMAK-WOESS, E.: Endomitose. In: Handbuch der allg. Pathologie. Der Zellkern. Bd. 2, S. 569. Berlin-Heidelberg-New York: Springer 1971.

URUST, M.R., HAY, P.H., DUBUC, F., BURING, K.: Osteogenetic Competence. Clin.orthop. 64, 194-220 (1969).

VENABLE, C.S., STUCK, W.G.: Results of recent studies and experiments concerning metals used in the internal fixation of fractures. J.Bone Jt.Surg. 30-A, 247-250 (1948).

VERBRUGGE, J.: L'utilisation du magnesium dans le traitement chirurgical des fractures. Mém.Acad.Chir. 63, 813-823 (1937).

WAKAMATSU, W.: Fundamental studies on the use of titanium in orthopedic surgery. J.Bone Jt Surg. 37-A, 1294 (1955).

WEISMANN, S.: Metals for implantation in the human body. Ann. N. Y. Acad.Sci. 146, 80-95 (1968).

WIESER, C., ALLGÖWER, M.: La significance du cal dans la stabilité des ostéosynthèses. Méd. et Hyg. 20, 745 (1962).

WILLENEGGER, H.: Therapeutische Möglichkeiten und Grenzen der antibakteriellen Spüldrainage bei chirurgischen Infektionen. Langenbecks Arch.Chir. 304, 670 (1963).

WILLENEGGER, H.: Versorgung offener Frakturen. Chirurg 38, 341 (1967).

WILLENEGGER, H., PERREN, S.M., SCHENK, R.: Primäre und sekundäre Knochenbruchheilung. Chirurg 42, 241-252 (1971).

WILLIAMS, D.F.: The properties and medical uses of material. Part III: The reactions of tissues to materials. Biomed.Engin. 6, 152-156 (1971).

WILLlAMS, D.F.: A combined metallurgical and histological study of tissue-prothesis interactions in orthopedic pat. Biomater. Symp. April 1973. Clemson USA.

WOLFF, J.: Das Gesetz der Transformation der Knochen. Berlin: Hirschwald 1892.

ZOLLINGER, H.U.: Allgemeine Pathologie. Bd. 1,5.81. Stuttgart: Thieme 1972.

6. Sachverzeichnis

Hefte zur Unfallheilkunde

112. Heft: J. PROBST

Reosteosynthesen langer Röhrenknochen

1973. 37 Abbildungen. VIII, 139 Seiten.
DM 72,–; US $29.60 ISBN 3-540-06028-6

113. Heft: K.-P. SCHMIT-NEUERBURG, D. WILDE

Defektüberbrückung an den langen Röhrenknochen

Experimentelle Untersuchungen zur Einheilung massiver Corticalistransplantate. 1973
1973. 60 Abbildungen, davon 16 farbige auf 4 Tafeln
7 Tabellen. IV, 120 Seiten. DM 56,–; US $23.00
ISBN 3-540-06149-5

119. Heft:

9. Tagung der Österreichischen Gesellschaft für Unfallchirurgie

5. und 6. Oktober 1973, Salzburg. Kongreßbericht im Auftrage des Vorstandes zusammengestellt vom Sekretär der Gesellschaft, E. Jonasch.
1974. 30 Abbildungen. VIII, 196 Seiten.
DM 68,–; US $27.90 ISBN 3-540-07033-8

120. Heft:

Knochenverletzungen im Kniebereich

2. Reisensburger Workshop zur Klinischen Unfallchirurgie, 18.-21. September 1974
Herausgeber: C. Burri, A. Rüter, W. Spier
1975. 71 Abbildungen. VIII, 149 Seiten.
DM 32,–; US $13.20 ISBN 3-540-07200-4

121. Heft:

38. Jahrestagung der Deutschen Gesellschaft für Unfallheilkunde. 21. bis 23. November 1974, Berlin
Kongreßbericht im Auftrage des Vorstandes zusammengestellt von J. Probst.
1975. 254 Abbildungen. Etwa 560 Seiten
DM 118,–; US $48.40 ISBN 3-540-07467-8

122. Heft: B. FRIEDRICH

Biomechanische Stabilität und posttraumatische Osteitis.

Experimentelle Untersuchungen zur Ätiologie und ihre Konsequenzen für die Klinik.
1975. 51 Abbildungen. Etwa 130 Seiten.
DM 48,–; US $19.70 ISBN 3-540-07468-6

Preisänderungen vorbehalten

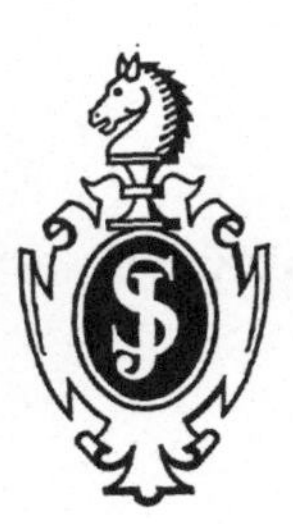

Springer-Verlag
Berlin
Heidelberg
New York

M.E. MÜLLER, M. ALLGÖWER, H. WILLENEGGER
Manual der Osteosynthese
AO-Technik. In Zusammenarbeit mit W. Bandi, H.R. Bloch, A. Mumenthaler, R. Schneider, B.G. Weber, S. Weller
1969. 306 Abbildungen in 683 Einzeldarstellungen
VI, 297 Seiten. Gebunden DM 190,–; US $77.90
ISBN 3-540-04663-1 English edition available

Dia-Serie
Sammlung zum Manual. 240 meist farbige Diapositive der 306 Abbildungen (683 Einzeldarstellungen) des Manuals und 39 Dias von Röntgenbildern
DM 340,–; US $139.40

U. HEIM, K.M. PFEIFFER
Periphere Osteosynthesen
unter Verwendung des Kleinfragment-Instrumentariums der AO. In Zusammenarbeit mit H.Ch. Meuli
1972. 157 Abbildungen in 414 Einzeldarstellungen
XI, 314 Seiten. Gebunden DM 146,–; US $59.90
ISBN 3-540-05995-4 English edition available

Dia-Serie
144 Dias mit viersprachigen Legenden (deutsch, englisch, französisch, spanisch) der 157 Abbildungen des Buches.
DM 248,–; US $101.70

Indikation zur Operation
Mit 118 Beiträgen. Herausgeber: G. Heberer, G. Hegemann
1974. 232 Abbildungen. 155 Tabellen
XVI, 505 Seiten. Gebunden DM 198,–; US $81.20
ISBN 3-540-06551-2

P. JACOBS
Röntgenatlas der Hand
Aus dem Englischen übersetzt von G. Kaiser, M. Kaiser
1975. 300 Abbildungen. IX, 223 Seiten
Gebunden DM 68,–; US $27.90
ISBN 3-540-06792-2

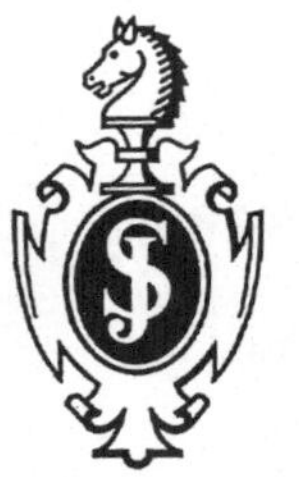

Springer-Verlag
Berlin
Heidelberg
New York

Preisänderungen vorbehalten